U0045428

天下文化
BELIEVE IN READING

臺北醫學大學 TAIPEI MEDICAL UNIVERSITY
天下文化

北醫大13位醫師聯手解答

全齡顧齒攻略

作者——林惠君、陳培思、黃筱珮

目錄

PART 1

打造健康的牙齒，從小開始　

諮詢醫師

鄧乃嘉／臺北醫學大學牙醫學系教授、北醫大附設醫院兒童牙科主任

黃慧瑜／臺北醫學大學牙醫學系助理教授、雙和醫院牙科部兒童牙科主任

序

創新醫療照顧全齡齒科

吳介信
臺北醫學大學副校長

過去三年間，新冠肺炎疫情蔓延，除了急重症外，國人盡量避免進出醫療院所，也因如此，多數民眾認為洗牙可有可無、「牙痛不是病」，礙於疫情，能忍則忍，能拖則拖。

牙齒問題非一日之寒，而是經年累月疏於照護而造成的疾病，嚴重者恐怕會致命，不可等閒視之。

北醫大體系重視口腔問題，牙醫系是創校三系之一，口腔醫學院成立逾二十年，擁有五個院級的研究中心，包括「數位口腔科技中心」、「牙齒銀行暨牙齒幹細胞科技中心」、「幹細胞研究中心」、「精準生醫植體中心」、「口腔轉譯醫學中心」。

再加上北醫大附設醫院牙科部、萬芳醫院牙科部、雙和醫院牙科部，是國內第一個學程完整、教研並重、臨床健全的口腔醫學教育機構。

未來，口腔醫學院將發展口腔人工智慧產學合作，形塑創新創業精神、開發口腔智慧生醫醫療服務，結合臨床資源，爭取口腔醫材人體試驗，籌辦口腔產業新創公司，且將成立口腔醫院，進行數位口腔及牙技教育輸出等服務模式，成為國際一流的創新型口腔醫學院。

研究與臨床量能需俱足

牙科跟醫科一樣也有急重難罕，針對牙科的急重難罕問題、少數族群的口腔照護，需要研究與臨床量能俱足，創新醫療服務的單位，足堪重任。

在臨床上，北醫大體系的醫院在牙科部各有擅場。

例如北醫大附設醫院擁有完整的醫療分科，包括：口腔顎面外科、贋復假牙科、齒顎矯正科、兒童牙科、牙周病科、牙髓病科、家庭牙醫科、牙體復形科、口腔病理科、特殊需求者牙科等，另開設有高齡牙科、顳顎關節障礙、人工植牙、顏面疼痛、口腔黏膜病變、口腔癌，以及正顎手術等特別門診，為特定族群提供診療。

萬芳醫院藉由硬體設施的進化，將牙科推至「不痛」的新紀元，現今也持續推廣「舒眠治療」，讓害怕看牙的病人，在安全淺眠狀態之下，享受無痛、舒適的牙科治療。

雙和醫院的最大特色則是在二〇〇八年開院時，即成立「特殊需求者口腔照護中心」，幫助身心障礙者及有特殊需求的民眾，維護口腔健康，提供洗牙、根管治療、補綴與牙科手術、塗氟及防蛀封劑、口腔衛教服務，及到宅醫療服務等項目。

在這些臨床單位中，北醫大附設醫院齒顎矯正科及牙周病科、雙和醫院特殊需求者口腔照護中心及兒童牙科，分別榮獲「國家品質標章（ＳＮＱ）」殊榮。

口腔問題需重新被正視

隨著新冠肺炎疫情逐漸趨緩，這幾年來，被國人所輕忽的口腔問題必須重新被正視。

《全齡顧齒攻略：北醫大十三位醫師聯手解答》集結從零歲到九十九歲常遇到的牙科問題，從預防保健、疾病治療、齒顎矯正、植牙與美白等面向，提供最新的全齡顧齒觀念與醫療創新服務，確保疾病不從口入，而微笑則從整齊美白的牙齒出發。

楔子

守護健康的第一關

常言道：「微笑是世界共通的語言。」牙齒在微笑中扮演重要角色，健康整齊且潔白的牙齒為笑容加分；反之扣分，齒列不整者不敢露齒而笑，嚴重者甚至有社交障礙。

牙齒不僅攸關我們的門面，牙痛也是許多人生活中常會遭遇的困擾。「牙痛不是病，痛起來要人命！」這句大家琅琅上口的話，其實只對了一半。因為牙痛不僅是疾病，沒有處理得當，確實會要了人命。

因此，口腔保健與牙齒外觀，在身心靈層面，對我們的重要性不可言喻。

然而，根據統計，臺灣有高達九成的成人患有口腔疾病，中央健保署提供的資料卻顯示，國人全民健保牙醫利用率低於五〇%，多數民眾都是為了治療才去就醫，少有「預防勝於治療」的觀念，往往等到疼痛發生或加劇才就醫，導致錯過治療的黃金時間。

牙齒是身體健康的守門員

口腔最常見的疾病是齲齒（俗稱蛀牙），這個多數人習以為常的「小病」，實則被世界衛生組織（WHO）列為是繼腦心血管疾病、癌症之後的第三大非傳染性疾病。

依據衛福部與牙醫師公會定期針對十二歲以上民眾進行的「齲齒經驗指數（DMFT index）調查」顯示，二〇一八年國人平均齲齒為二．〇一顆，雖然齲齒數逐年下降，但相較於全球平均的一．六七顆仍是略高。

齲齒係因清潔不完全，細菌殘留造成牙齒被侵蝕所致，輕則影響咀嚼，產生疼痛；嚴重恐引起蜂窩性組織炎，引發全身性敗血症。

再者，口腔被稱為健康的第一道關卡，因消化系統是從牙齒咀嚼食物開始，牙口不佳或齒列不整，無法完全咀嚼食物，進到胃中就會增加其負擔，造成胃疾。

「牙齒的完整性及齒列穩定對於咀嚼功能很重要，缺一不可，」臺北醫學大學口腔醫學院副院長馮聖偉指出，牙齒不完整不會帶來立即影響，在過去常被忽略或不予重視。但長期下來，因清潔不易而孳生細菌，導致牙周病，最直接的影響是細菌可能隨著血液循環帶到身體其他部位，引發疾病。

有愈來愈多研究指出，口腔問題是帶來身體其他疾病的淵藪。國外研究發現，口腔菌種會加速阿茲海默症認知功能受損，甚至誘發早產、全身性發炎以及血管硬化等全身性疾病。

不僅如此，對高齡者來說，牙齒咀嚼能刺激大腦，若缺牙過多，減少對腦部刺激，可能影響認知功能；而咀嚼能力不佳，則會造成營養失調，抵抗力恐下降。

「這也是為何有一些人到了八十幾歲，在身體狀況允許下，還是希望可以植牙的原因，因為讓高齡者可以正常咀嚼及保有吞嚥功能，能有助延緩退化，」馮聖偉強調。

以長壽國家日本為例，其推行「八〇、二〇」，主要就是希望八十歲的長者，保有二十顆完整的牙齒，確保有正常咀嚼功能。

牙齒是保衛健康的守門員，每個人都要從平日就做好口腔清潔。

牙科從最早期被當作是富人的醫療科別，隨著臺灣經濟水平提升、民智大開、重視美觀，如今看牙醫已是民眾日常。

臺灣牙醫發展五部曲

為大眾口腔問題把關的牙醫，在臺灣是如何發展到今日的規模呢？根據臺北醫學大學口腔醫學院院長鄭信忠分類，臺灣牙醫發展有五大階段：

- **第一階段（一八七二～一八九五）：蠻荒時期**

馬偕博士於一八七二年來台，是臺灣最早的牙醫師。馬偕博士在臺灣將近三十年，拔牙超過兩萬一千顆。

- **第二階段（一八九五～一九四五）：日據時期**

一八九六年公布臺灣醫業規則，一九四五年統計，全台牙醫師為七百三十八人。

- **第三階段（一九四五～一九七五）：渾沌時期**

一九四五年，台北市牙醫師公會及臺灣齒科醫師公會正式成立，兩年後改名為臺灣省牙醫師公會，當時會員六百三十六人，一九五五年台大牙醫學系最先開始招生，北醫牙醫學系則於一九六〇年開始招生，一九六七年修正醫師法，將牙醫師正式納入。

一九七五年實施新醫師法，全台牙醫師約兩千三百人。

・第四階段（一九七五～一九九五）：成長時期

這個階段是牙醫界開始蓬勃發展的時期，中華民國牙醫師公會全國聯合會，以及各牙醫次專科學會相繼成立，一九九〇年衛生署牙醫諮詢委員會成立，牙醫師社經地位逐漸抬頭。

直到一九九五年實施全民健保，全台牙醫師數已達七千零二十六人，二十年間牙醫師以倍數成長。

・第五階段（一九九五～現今）：茁壯時期

隨著經濟成長，實施全民健保後，國人對於牙齒照護愈益重視，二〇〇三年通過《國民口腔健康法》。經統計，二〇二〇年九月，全台牙醫數高達一萬五千一百一十二人，牙醫院所六千七百四十九家。

更進一步的，於二〇二二年，行政院通過成立衛福部口腔健康司，提升其主管地位，同時也通過十大牙科專科，包括口腔顎面外科、口腔病理科、齒顎矯正科、牙周病科、兒童牙科、牙髓病科、贋復補綴科、牙體復形科、家庭牙醫科及特殊需求者牙科。

北醫肩負教學研究與創新醫療

牙醫界經過幾十年來的發展，如今技術大幅進步，牙醫師社經地位也大為提升，從牙醫學系錄取分數可見一斑。例如臺大牙醫學系錄取分數超越大部分醫學大學醫學系，排名第二，臺北醫學大學牙醫學系錄取分數亦超過四家大學醫學系。

鄭信忠指出，國內牙醫技術可與國外並駕齊驅，服務亦相當好，惟在牙醫診所服務的牙醫師占八五至九〇％，少數在醫院牙科部服務，「總體較缺乏研究人才與量能」。

「No Science, No Research, No Medicine（沒有科學與研究，就沒有醫學）」他這麼認為。

臺北醫學大學（前身為臺北醫學院）自一九六〇年創校以來，牙醫學系係創校三系之一，自二〇〇一年成立口腔醫學院，包括牙醫學系、牙體技術學系、口腔衛生學系，牙醫學系碩博士班，及牙體技術學系碩士班。

口腔醫學院成立二十多年來，不管在教學或臨床、研究上，均有傑出表現。同時有五個院級的研究中心，包括「數位口腔科技中心」、「牙齒銀行暨牙齒幹細胞科技中心」、「幹細胞研究中心」、「精準生醫植體中心」、「口腔轉譯醫學中心」，及北醫大附設醫院牙科部、萬芳醫院牙科部、雙和醫院牙科部，是國內第一個學程完整、教研並重、臨床健全的口腔醫學教育機構。

另一個特色是教學設備與國際接軌，像是以AR／VR教室，臨床模擬數位牙醫診所，及國內首創的「數位化跨領域臨床口腔教學（Digital GOSCE）」，為橫跨牙醫學系、牙體技術學系到口腔衛生學系，所研發出跨科系的臨床合作課程。完整的AR及VR教室，讓學生透過配有導航的刷頭，模擬訓練照顧者為長者進行口腔照護，也可提供長照人員訓練使用，推廣長者口腔照護。

為因應牙醫醫療健康產業的多元發展，使學生具備多元就業能力，開設口腔醫務管理特色微學程，帶領學生領略牙科經營，具備經營管理知識及技能。

研究上，根據Web of Science資料庫統計，近幾年來北醫大口腔醫學院學術論文數量在國內八大牙醫學院中均為第一名。

臨床上，北醫大附設醫院齒顎矯正科在二〇〇八年獲國家品質標章，是全國唯一得到此獎項的齒顎矯正科；此外，北醫大附設醫院牙周病門診中心、雙和醫院特殊牙科與兒童牙科，也都分別獲得國家品質標章。

北醫大附設醫院更於二〇一七年成立顱顏中心，收治國內一半以上唇顎裂（兒童）治療，除了整形外科為主治科別，其中齒顎矯正科是共同診治，唇顎裂的齒列與正顎治療是國內第一。

AI與數位發展為趨勢

放眼未來，鄭信忠認為，AI與數位在口腔醫學的研究及應用是主要趨勢。近五年來，3D數位發展進步已對部分臨床帶來明顯改變，例如牙齒矯正、假牙製作或開刀，可以利用3D數位掃描列印；3D的GPS導航則可應用在臨床牙科，例如植牙時人工牙根植入的定位。

AI方面，現正進行以X光片大數據判別是否有牙周病、齲齒的研究。

「牙痛不但是疾病，痛了會奪人命！」鄭信忠也特別強調牙齒的重要性，認為牙醫要像其他醫學領域一樣，進行以臨床為導向的研究，結合創新與永續，對於提升口腔醫學教育與民眾健康，才是雙贏局面。

PART 1

打造健康的牙齒，從小開始

牙齒健康會影響一個人一生的咀嚼、發音、臉型，想有一口好牙，從乳牙開始就要好好照顧。

諮詢醫師
鄧乃嘉／臺北醫學大學牙醫學系教授、北醫大附設醫院兒童牙科主任
黃慧瑜／臺北醫學大學牙醫學系助理教授、雙和醫院牙科部兒童牙科主任

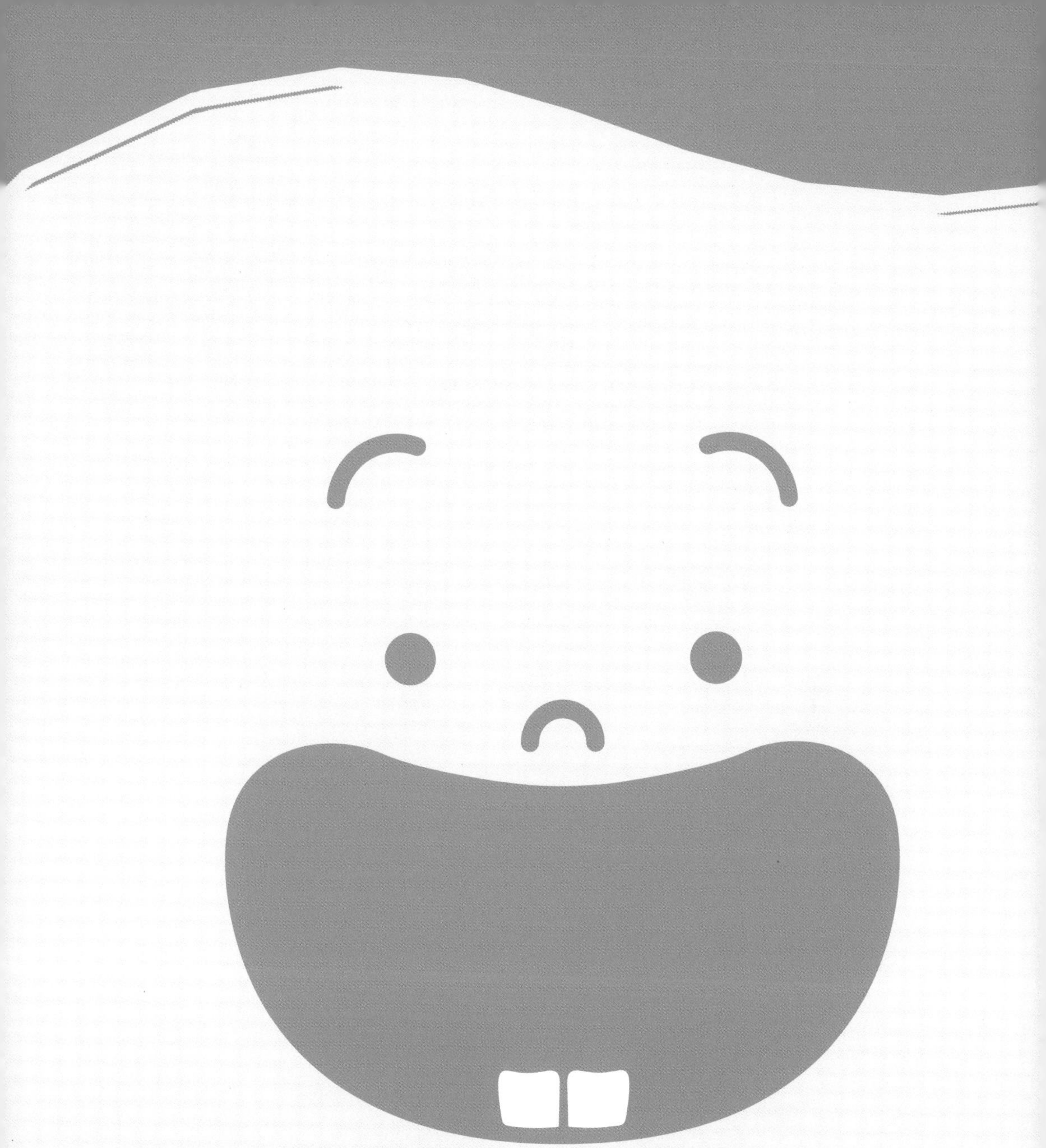

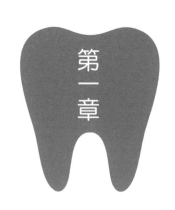

第一章

為寶寶預約一口好牙

01 如何減緩寶寶在長牙時的不舒服感？

A

傳統上說「七坐、八爬、九長牙」，大部分寶寶在六到十個月時，就會從下顎開始冒出第一顆牙。

當家長發現寶寶口水流不停、喜歡啃東西、不斷把手放入口中，往往是因為開始長牙了。打開寶寶嘴巴，家長可能會發現，一小點白白的牙齒正從牙齦冒出，也可能看到牙肉有點紅紅腫腫的。

每個寶寶在長牙時的表現方式差異很大，有些寶寶因為覺得不舒服，煩躁不安容易哭鬧，也可能食慾變差，不好入睡或半夜一直醒來，但有的寶寶症狀很輕微，沒什麼特別反應。

準備適合磨牙的冰鎮蔬菜

通常在長牙時，牙齦會癢癢的不舒服，家長可以準備適合磨牙的蔬果讓寶寶啃咬，例如冰鎮過的條狀蘋果、胡蘿蔔。

北醫大附設醫院兒童牙科主任鄧乃嘉建議，「如果擔心寶寶亂抓亂咬，也可以準備一個方便清潔消毒的固齒器，先放冰箱冰一下後讓寶寶啃咬，有助於緩解牙齦發炎。」家長也可以用手指包裹紗布，輕輕按摩寶寶紅腫的牙肉，能讓孩子感到比較舒服。

很多人誤以為發燒也是長牙的症狀之一，事實上並非如此，「寶寶長牙的時期正好是口腔期，喜歡把很多東西往嘴巴裡放，因為啃來啃去，使得口腔細菌量變高，造成感染所以發燒，並不是單純長牙引起發燒，」鄧乃嘉解釋。

因此長牙期間要特別注意清潔，有輕微發炎時加強清潔就可以，並不需要特別服用消炎藥，但如果持續發燒，家長反而要留意是否因為其他疾病。

長後牙比長前牙更不舒服

許多家長把注意力集中在緩解寶寶剛冒出第一顆牙的不適，然而剛開始萌發前牙時，大多只會癢癢的，在前牙長完三、四個月到半年左右，也就是大約寶寶兩歲時，會開始冒出第一、第二乳臼齒，這時會比長前牙時更不舒服，卻往往被忽略。

「這階段的孩子剛開始學走路，話又講不清楚，家長常常搞不懂孩子到底怎麼了，只覺得寶寶不斷發脾氣或哭鬧，等到發現孩子一直用手去弄嘴巴，才終於意識到『啊，在長後牙了』，」鄧乃嘉解釋，後牙長得速度比較慢，大約要一個月牙齒才可以長出來。

從寶寶的第一顆牙，到二十顆乳牙完整長好，需歷時兩年多，在這個過程中，寶寶快速成長，從只能喝奶到已經能吃大部分的固體食物，家長必須根據寶寶當時能吃哪些東西，給予適當的食物啃咬，舒緩長牙的不適。

「原則上，在牙齒冒出來的時候，啃食纖維多一點的東西，有助於牙齒較快速的萌發，」鄧乃嘉提醒，要有一定硬度摩擦的過程，才會促使牙齒較快速的萌發，若希望緩解長牙不適，低溫的食物有冰敷效果，可以降低不適感。

02 嬰兒只喝奶或只長幾顆牙，需要清潔口腔嗎？

「一般人的口腔裡會同時存在保護和侵害我們的細菌，寶寶也不例外，即使在還沒有長牙的口腔，細菌仍然會持續生長，」鄧乃嘉解釋，「既然細菌會在口腔裡呈現倍數增加，我們就必須透過不斷清潔，盡可能地減少細菌，才能降低這些細菌危害口腔健康的風險。」

A

寶寶常見的口腔健康問題中，以奶瓶性齲齒較難處理。

所謂齲齒就是一般俗稱的蛀牙，是幼兒最常見的口腔疾病。吃完食物後，只要口腔沒有清潔乾淨，細菌就會分解這些殘留的食物產生酸，溶解牙齒表面的琺瑯質，造成脫鈣，形成蛀牙。

門診時會看到嬰幼兒的上排牙齒和門牙已經蛀掉，主要發生原因是不當的餵養方式所造成。如果寶寶習慣含著奶瓶或是媽媽乳房入睡，睡著後口中唾液分泌減少，留在口腔內的乳汁和細菌交互作用下，就會產生蛀牙。

「牛奶和母乳只有營養素抗體的差別，母乳的乳糖含量很高，更是牛奶的五倍，因此不管是哺餵母乳或喝配方奶後，都要清潔寶寶口腔，」鄧乃嘉提醒，「沒有清潔口腔，還是會引起蛀牙。」

不只睡前喝奶，頻繁的喝奶或夜奶，同樣會大幅提高蛀牙風險。

當食物停留在口中時間愈長，就愈容易蛀牙。如果兩小時一餐，寶寶整天不停斷斷續續喝奶，口腔幾乎沒有淨空的時間，等於讓牙齒長期處於酸性環境中，將大幅增加蛀牙風險。因此開始長牙後，家長要循序漸進減少寶寶的喝奶次數，以及降低撫慰性的喝奶，且每次喝完後都要清潔口腔。

漱口無法清除口腔細菌

有些家長在寶寶喝奶之後，會以「喝開水」替代口腔清潔，事實上，漱口完全無法去除細菌，尤其是有害細菌。

「通常孩子來門診，我都會讓他們先塗上牙菌斑顯示劑，然後再請孩子用力漱口，就會發現牙菌斑顯示劑完全沒有減少，」鄧乃嘉強調，口腔裡的細菌必須用擦拭或機械方式才有辦法移除，「想像一下，這些細菌就像養樂多滴到桌子上，經過半天乾掉了，這時候只用水去潑有用嗎？必須用手搓一下桌面才能去除。潑水就像漱口或

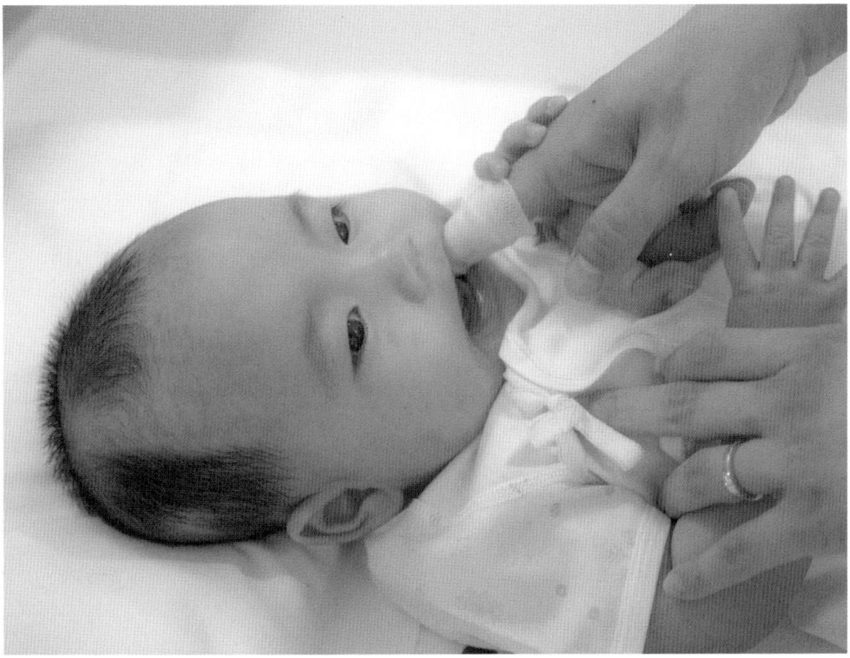

不管是喝母乳還是配方奶，
寶寶的口腔都需要清潔。

喝開水，對清除細菌效果不大。」

從嬰兒時期開始，就應該建立在長時間睡覺前，清潔口腔的習慣。

「這件事很重要，目的有兩個，一個就是減菌保持口腔乾淨，另一個則是生活習慣的養成，讓孩子覺得清潔口腔，本來就是日常生活中的固定環節，」鄧乃嘉強調，當寶寶從小就建立清潔口腔的習慣，日後也比較不會抗拒刷牙。

另一方面，當孩子已經習慣口腔潔淨的感覺，也較無法忍受口腔裡髒髒的狀態，會促使孩子更主動自發性的維持口腔清潔。

03 如何幫嬰幼兒清潔口腔？怎麼挑選潔牙器具？

A

六個月前的寶寶，每次進食完，父母都應該用紗布幫他清潔口腔，擦拭牙床、黏膜及舌頭。當孩子開始萌發乳牙後，除了用紗布清潔牙齦外，也要搓擦牙齒內外兩側。

「理論上長出牙齒後就應該使用牙刷，但寶寶太小並不好刷牙，因此在孩子只有前牙的時期，還是可以用紗布巾替代牙刷清潔，」鄧乃嘉談到，「但當孩子乳臼齒長出來後，就一定要換成牙刷。」

小小孩在刷牙時，很容易動來動去，沒辦法好好配合刷牙，鄧乃嘉建議可以兩個人合作，採用「膝對膝」的方式，「在沙發或床上明亮的地方，讓孩子躺在負責刷牙的家長腿上，扶住頭部，另一位則幫忙協助固定孩子的手腳。當孩子躺下來嘴巴打開，一來正好燈光可以照射到，能讓家長看清楚口腔內狀況，二來和自己刷牙的方向一樣，比較容易操作。」

如果只有一位大人，則可以讓寶寶躺在兩腿中央，用大腿輕輕固定寶寶手臂，並用大腿內側固定寶寶的頭來刷牙。

刷牙過程中，除了事前的安撫，也可以和孩子邊刷邊聊聊天，讓清潔口腔變成親密的親子時光。

刷牙動作要輕柔

一般成人現在多採用「貝氏刷牙法」，但貝氏刷牙法需要不斷轉換角度，家長想用這種方式幫兒童刷牙其實不太容易。

因此幫孩子刷牙時，建議可以採用最簡單的單向刷牙法（由左至右或由右至左），以二到三顆為一單位，來回輕輕刷十到二十下，要依順序刷，才不會漏掉任何一顆。所有牙齒的頰側面、舌側面及咬合面三面都刷完後，再輕輕刷舌頭。

至於牙刷選擇上，矽膠牙刷無法刷除牙菌斑，必須使用刷毛牙刷，父母只需按照市面販售產品標示的年齡別選擇，原則上刷頭小，刷頭一次可涵蓋兩顆牙，圓形刷頭、軟刷毛即可。

如果使用電動牙刷，雙和醫院牙科部兒童牙科主任黃慧瑜特別提醒，刷牙時間要足夠，整口刷完約兩分鐘，並確實刷到每一個角落，「儘管電動牙刷清潔力足夠，但

單向刷牙法

①左上後牙頰側面
左下後牙頰側面
②左上後牙咬合面
左下後牙咬合面
③左上後牙舌側面
左下後牙舌側面
④上顎門牙唇側面
下顎門牙唇側面
⑤上顎門牙舌側面
下顎門牙舌側面
⑥右上後牙頰側面
右下後牙頰側面
⑦右上後牙咬合面
右下後牙咬合面
⑧右上後牙舌側面
右下後牙舌側面

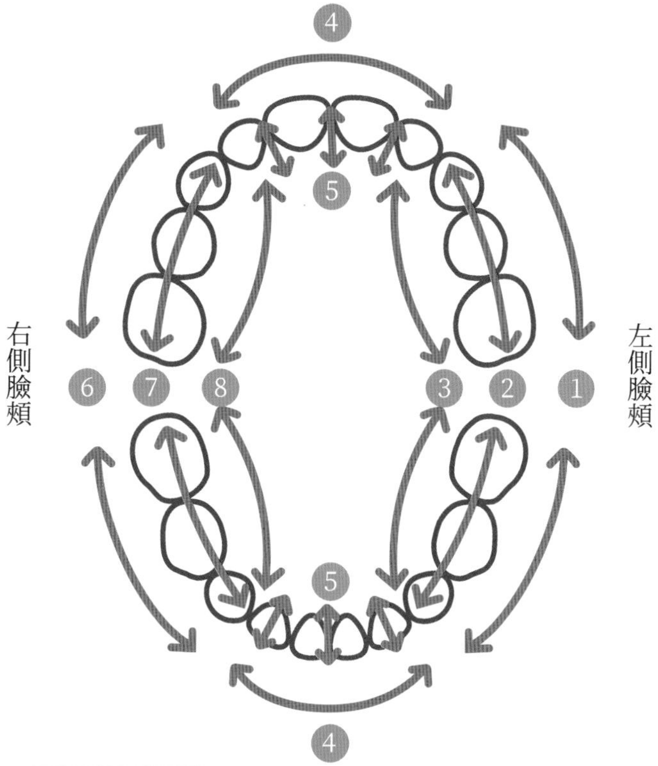

兒童刷牙順序

可依照顧者慣用手或小朋友躺臥方向，來決定從左側或右側開始刷牙，並無硬性規定。
原則上是確保每一顆牙齒的每一個面，都被清潔乾淨，舌頭也別忘了輕刷。

如果沒有放到該放的位置，還是等於沒有刷。」

而鄧乃嘉則提醒，「清潔口腔的過程確不確實，以及是否養成固定的清潔習慣，這兩點的重要性更勝於潔牙器具的選擇。」

使用牙線的時間點

清潔口腔只有刷牙其實還不夠。當孩子長出緊鄰的兩顆牙，鄰接面刷不到時，就要開始使用牙線了，最晚在長出後牙，就一定要用牙線。

幫孩子使用牙線清潔，和刷牙是同樣的姿勢。讓孩子躺在腿上，固定住頭部，輕輕把孩子嘴唇翻開，把牙線放入牙縫後，貼著牙齒由下往上刮除鄰接面的牙菌斑。

黃慧瑜建議可以用牙線棒幫孩子清潔牙齒鄰接面，「牙線棒清潔牙縫的效果雖然沒有牙線好，然而在實際執行上，使用起來的確比較容易，家長也不會因為太困難而放棄。」

另外，當寶寶長牙後，就要開始使用含氟牙膏。家長可以用紗布巾沾取牙膏擦拭寶寶的牙齒；兩歲以上，就可以使用含氟化物一千 ppm 的牙膏。

氟化物是目前唯一有科學證據證明，能安全又有效預防蛀牙的成分。小朋友在兩歲前用米粒大小即可，之後增加成豌豆仁大小，這樣的含氟牙膏量就足夠。清潔牙縫時，也可以用牙線棒沾著含氟牙膏，讓牙齒交界處多一點氟化物保護。

黃慧瑜強調，「有些家長擔心孩子不小心吞入過多氟化物，但一般刷牙時，會吞下的氟化物量微乎其微，至少要吞下大約半條成人牙膏，才有可能造成急性中毒。」

04

攝取什麼食物，能幫孩子的牙齒打好堅固的底子？

A

氟化物能幫助牙齒在早期受到酸破壞時，進行再礦化修復，有效預防蛀牙。在天然食物裡，海鮮是自然界含氟食物的好選擇，像是魚、蝦蟹、海藻等。

另外，乾燥的茶葉同樣含有濃度很高的氟，用開水沖泡後雖然會稀釋，但仍可以做為氟化物的攝取來源。不過因為含有咖啡因，並不適合給孩子飲用。

很多人覺得補充鈣質會讓牙齒更強壯，事實上，寶寶乳牙胚在媽媽肚子裡就開始發育，出生後補充再多鈣質，對乳牙也沒有幫助，並不需要為了牙齒特別補鈣。鄧乃嘉強調，「尤其在臺灣並沒有鈣質攝取不足的問題，均衡飲食才是維繫口腔健康最重要的關鍵。」

口腔健康需要非常多種營養素，光是關於牙齦健康就包括維他命A、維他命C及維他命B群，還有葉酸、膠原蛋白、黃酮等。而牙齒需要維他命A、維他命D、維他命C、鈣、鐵、鎂、磷、氟等，再加上其他部位，就需要更多營養素。要保持口腔健康，並且全部都顧及，最好又有效的方式，就是均衡飲食。

鄧乃嘉也提醒家長一個重要觀念，「除非孩子是特殊情況，醫生建議必須額外補充某類營養素，否則不應該以營養品替代自然食物，做為營養素來源。」

別把糖果、餅乾當獎品

近年來臺灣孩童的蛀牙率雖然下降，但在亞洲國家裡依舊偏高，家長除了透過確實的口腔清潔外，也要藉由選擇正確食物，進一步降低孩子的蛀牙發生率。

「與其苦惱吃什麼可以幫牙齒『進補』，倒不如把注意力放在不要吃什麼！」黃慧瑜強調，「臺灣含糖飲料氾濫，家長又經常把糖果、餅乾當作孩子的獎品或點心，這些都是相當不健康的飲食習慣，對孩子成長毫無幫助，更容易造成嚴重的蛀牙問題。」而零食除了吃進過多糖分、色素增加身體負擔，也會壓縮正餐該有的食量，讓孩子得不到該有的營養素。

家長應該要幫助孩子學習分辨，哪些是可以安心攝取的綠燈健康食物，不會造成蛀牙或影響健康，以及哪些是要盡量避免或減少的紅燈食物，像是糖果、餅乾等，這些高碳水化合物、糖分及澱粉食物，都會大幅增加酸性物質，侵襲牙齒琺瑯質，因此零食可以選擇起士條、堅果及海苔等，讓孩子吃得更健康。

咀嚼吞嚥能力要從小練習

「我們一般想到營養，就想到吃東西，只在乎有沒有把東西吃進去，往往忽略了該怎麼吃，」鄧乃嘉指出，近年來在臨床上，有愈來愈多家長因為孩子有咀嚼、吞嚥等問題上門求診。

嬰兒在出生六個月後，顎骨、舌頭和牙齦就能夠把半固體甚至固體食物磨碎，萌發乳牙後，家長應該開始逐步給予含纖維質、有點硬度的食物，讓孩子可以使用兩側牙齒咀嚼，促進顎骨發展。

肌肉符合「用進廢退」法則，必須不斷使用才會更強壯，如果孩子只吃軟食，咀嚼運動不足，顏面肌肉的力量就會變弱，進而影響牙弓、顏面骨發育。

「為了讓孩子多吃些纖維，很多家長都會把青菜剪碎、打泥，讓孩子願意吃進去，免得吐出來，」鄧乃嘉說，「家長嘗試各種方法讓孩子可以吞下去，吸收營養素，但努力的目標，卻不是讓孩子以食物原來的狀態吃下去。」

「咀嚼能力變差的話，肌肉使用量不足，骨頭就沒辦法生長到應該的量，」鄧乃嘉

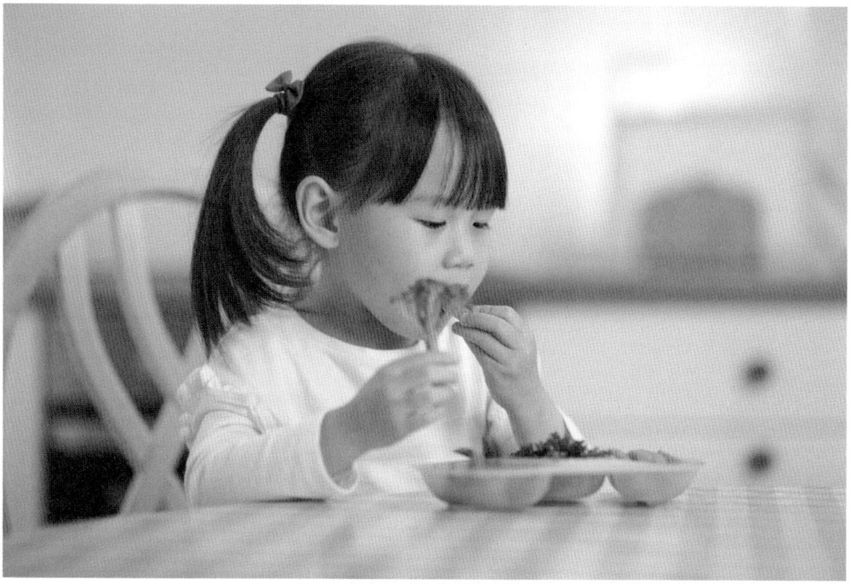

咀嚼力需要練習，
多數孩子到三歲就有能力咀嚼所有食物。

談到，「當我們希望孩子長高時，都會督促要多多運動，但為了讓孩子把食物吃進去，卻一直提供軟食，忽略口腔肌肉也需要運動，才能建立完整的咀嚼、吞嚥的能力。」

「我們以為咀嚼吞嚥能力都是與生俱來，但這些能力和走路、說話一樣，是需要不斷練習的，」鄧乃嘉解釋，在咀嚼時，牙齒要將食物切斷、磨碎，舌頭把食物攪拌成食團，還要能把食團在口腔內均衡的左右移動，最後再吞進去，過程必須依靠齒、唇、頰、顎等部位的協調動作，是很精細又複雜的運動。

多數孩子到三歲時就有能力咀嚼所有食物，不需要家長再把食物剪小塊，鄧乃嘉說，「一般我們期待孩子進幼兒園時，都有辦法可以知道食物長怎樣、知道怎麼吃，例如能自己啃雞腿，而不是只會吃切好的小塊無骨腿排。」

05 孩子的乳牙沒冒齊或是長歪，需要矯正嗎？

A

牙齒萌發的早或晚，和營養關係不大，而是依據每個孩子生長的速度有所不同。

大部分寶寶的第一顆牙約在六到八個月左右長出來，但有的孩子會到一歲才冒出第一顆牙，這都屬於合理生長時間。多數孩子是下顎門牙先長，但也有的是先冒出上顎門牙，乳牙的生長沒有絕對順序，沒有依照常規順序長牙，家長不必過度擔心。

從第一顆乳牙萌發後，包括門牙、側門牙、犬齒、第一臼齒、第二臼齒，全數二十顆乳牙，會左右對稱萌發，有一些孩子兩歲就會長齊，有的則要到三歲才會完全長好。

當孩子長牙時，家長常因為誤解長牙順序而擔憂。舉例來說，很多爸媽看到孩子正門牙和側門牙長出來，中間卻有一顆空著，然後跳過直接長後牙，就會焦慮是否先天性缺牙。其實，牙齒萌發順序並非從前到後依序生長，犬齒本來就會比第一臼齒後長，此時，家長可以參考寶寶手冊中，有關牙齒保健與牙齒生長的時程。

相較於乳牙生長順序和速度，有沒有缺牙才更重要，如果家長對於寶寶有某顆牙齒冒不出來的疑慮，建議可以及早諮詢牙醫。

此外，孩子乳牙列不整齊也是許多家長的疑問，不知道該不該治療，怕影響以後孩子恆齒的齒列生長。

其實在孩子的乳牙生長階段，乳齒列凌亂、擁擠，大多情況下並沒有關係，清潔乾淨最重要。鄧乃嘉強調，「我們比較擔心的是咬合問題，但這部分家長難以分辨，必須透過專業牙醫師判斷，因此藉由每半年一次的口腔健康檢查，才能及早發現問題。」

咬合問題，會影響學習與成長

幼兒時期咬合不正，很可能會造成下顎運動偏移，進而影響顳顎關節的發育，造成發音及咀嚼功能障礙，影響孩童日後的學習與成長。

正常的咬合，口腔、臉頰、上下顎需要相互協調，而咬合不正，除了因為先天骨骼遺傳外，很大一部分是口腔不良習癖所造成，使得嘴部和舌頭的肌肉力量失去平衡，連帶影響上下顎齒槽骨變形。

孩子如果從小就有不良口腔習癖，常見的像是長期吃奶嘴、吸嘴唇、吸手指頭、吐舌，都可能會造成前牙開咬及常見的暴牙。

當牙齒往外暴，臉頰會往內壓迫到牙齒，導致臉形改變，往外的門牙也容易撞傷受損；而上下排門牙無法咬在一起，讓門牙失去切斷食物的功能，也會影響孩子進食及營養攝取。

「吸奶嘴、奶瓶，或是吸手指這些習慣，建議兩到三歲就要戒除，才不會影響顎骨發展，」鄧乃嘉強調，因為四歲以後顎骨更為定型，想矯正會更費時費力。

此外，現在有愈來愈多孩子有口呼吸的問題，同樣也會影響咬合。黃慧瑜指出，「三歲以前因為呼吸道發育還沒有非常完整，會使用口呼吸，但現在很多小朋友長大仍無法改過來，一直使用口呼吸，影響顏面骨發育。」

如果孩子習慣用口呼吸，嘴巴一直張開，舌頭沒有頂在上顎門牙後面，讓口腔肌肉失衡，臉頰不斷往前擠壓，容易造成暴牙、牙齒排列不整，不但影響小朋友的顏面發展，口呼吸還會不自覺下巴往前，長期下來也會影響體態，變成駝背。

無論是暴牙或戽斗，不僅可能讓孩子在語言學習中出現發音障礙，也很容易因為外型受到同儕的嘲笑，產生自卑心理。

不良習癖的戒除，也是齒顎矯正的範疇

黃慧瑜強調，「狹義的矯正，是一般人認知的配戴矯正器，但廣泛的齒顎矯正，包括上下顎和顏面骨，骨頭的矯正可以從嬰孩時期就開始。」

若能及早尋求專業協助，其實很多時候可以不需要矯正器或手術，透過早期介入治療，提供正常咬合及功能發育的合適環境即可改善，像是孩子如果舌繫帶比較短，可以轉介語言治療師評估治療，藉由舌頭肌肉訓練改善。

而習癖的戒除，往往需要多管齊下，例如口呼吸是多因子疾病，經常是因為鼻子過敏，使得孩子習慣用口呼吸，此時必須和小兒科合作，讓鼻子先通暢了，孩子才能使用鼻呼吸，並搭配口腔肌肉訓練課程，或是透過游泳等方式，練習胸式呼吸。

家長可以和醫師討論適合的治療方式，共同合作，在學齡前及早戒除不良習癖，讓孩子能夠健康成長。

06

牙齒好不好，和教養方式有關係？

A

「口腔健康是多因素互相影響的結果，不只是好好刷牙就可以解決。影響孩子口腔健康最重要的關鍵，往往是家長的教養方式，」鄧乃嘉強調，口腔狀態往往是不健康的飲食習慣加上運動不足造成的結果。

例如要幫寶寶戒除奶嘴，就牽涉到家長的態度。這時父母不要再讓孩子只是自己玩，必須花時間讓孩子接觸其他東西，轉移對奶嘴的注意力，協助孩子邁入下一個階段，才能逐漸降低對奶嘴的依賴。

又例如當孩子運動量不足，因為根本不餓，吃飯時常會一口飯含很久，或拖拖拉拉導致吃飯時間過長，造成蛀牙。

如果孩子沒有足夠的戶外活動時間，在日照不足的情況之下，還會影響維他命D的攝取。

唯有運動量足夠，才能有強健的肌肉和骨骼，不至於彎腰駝背，避免身體為了平衡下顎不斷往前推，隨著孩子不斷長高，咬合異常也變得日益嚴重。

「孩子骨骼發展好，牙齒就會自動長在比較對的地方，孩子的健康與日常生活是環環相扣的，」鄧乃嘉說。

在寶寶手冊中，會有孩子的各項能力發展評估表，這些發展能力互相牽動，如果每個年齡段的能力都能達到，身體健康自然就會處在對的狀態，所以家長要努力幫孩子搆上符合該年齡段的能力。

盡量讓孩子自己咬自己吃

「家長要讓孩子動手去做生活上本來就該做的事，協助孩子建立該年齡段應有的能力，」鄧乃嘉說，當孩子沒有達到該能力，父母不能只是不斷逼迫，而是要找出原因，觀察孩子為什麼無法達成：是因為有父母替代完成了大部分的日常工作？還是有其他困難？

當家長已經多次嘗試，孩子卻遲遲沒有辦法做到時，可以諮詢醫生尋求專業協助，如孩子無法好好進食，問題可能是孩子口水量較少，需要增加一些水分，幫助孩子吞得進去。

「家長能透過醫師的專業協助，幫助孩子進階再進階，」鄧乃嘉強調，如果孩子沒辦法達到指標上的能力，家長應該思考如何幫助孩子往前進，而不是退回幼兒或嬰兒的照顧模式。

例如對於觸覺敏感或口腔敏感的孩子，蔬菜纖維真的會讓孩子覺得非常不舒服，家長要做的應該是幫助孩子減敏，從較細小的纖維開始練習，而不應該為了讓孩子吃進去，特地把食物打成泥。

「我們許多生活習慣，都在創造孩子們成為懶骨頭，」鄧乃嘉強調，家長應該要讓孩子盡量用到該用的肌肉，「蝦殼自己剝、雞腿自己啃，咀嚼由腦神經控制，多咬十口能刺激活化大腦，都是在幫助孩子健康成長。」

協助孩子建立健康的日常生活狀態，自然能擁有健康的口腔。

第二章

讓孩子跟蛀牙菌說再見

07 乳牙的使用年限短，所以蛀牙沒關係？

A

臺灣孩童蛀牙率居高不下，是國內孩童最嚴重的口腔問題，也是最容易被忽視的健康問題。兒童早發性齲齒是指六歲以前，兒童的牙齒有一個面或以上發生蛀牙，而臺灣孩童的早發性齲齒，在三歲之後大幅的增加。

有些家長覺得乳牙遲早會脫落，

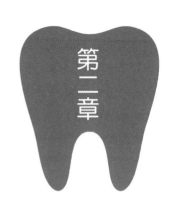

對於孩子乳牙蛀牙並不以為意，認為等換牙以後就再好好照顧就好了，黃慧瑜大聲疾呼，「這種觀念大錯特錯，乳牙的健康和恆齒一樣重要！」

相較於恆齒，乳牙因為較小顆，琺瑯質和象牙質的厚度只有恆齒的一半，蛀牙惡化速度更快，往往一下子就蛀到神經發炎，如果不及時治療，細菌再繼續一路往下，就會影響到恆齒的牙胚。

如果放任蛀牙，不治療處理，當細菌開始入侵後，會引起牙髓發炎，向下侵犯感染齒槽骨，嚴重時會併發蜂窩性組織炎。如果細菌侵入血管系統，會引發全身性的感染或心內膜炎，甚至引起敗血症。

乳牙的健康和恆齒的生長相關

每顆乳牙底下都有恆齒胚胎，乳牙有引導恆齒生長的功能，可以說是先幫恆齒卡位。如果乳牙因為蛀牙或外力撞傷提早脫落，造成其他牙齒移動，生長在乳牙下方的恆齒就可能因空間不足而長歪，甚至無法萌發。如果是乳臼齒脫落，更可能造成整個恆齒列咬合不正。因此乳牙的健康與否，會影響孩子顎骨能否正常發展。

由於蛀牙初期沒有什麼症狀，等到孩子開始感覺牙痛，通常已經很嚴重了，「家長必須認知到，齲齒是一種慢性病，是可以被控制的，也應該要被預防，」黃慧瑜強調，「預防蛀牙比治療蛀牙更為重要。」

許多醫學證據都已經顯示，乳牙時期嚴重蛀牙的兒童，即使接受治療後，再度蛀牙的機率還是高於沒蛀牙的孩子，不僅是乳牙再蛀牙，恆齒也同樣容易。有健康的牙齒才能正常咀嚼，攝取均衡食物，也才能正確發音。若有蛀牙疼痛，會讓孩子沒食慾，以及無法將食物咬碎而影響營養攝取，會導致孩子體重低於同齡的小孩。

「很多家長也都忽略蛀牙心理的影響，當孩子張開口就露出黑黑黃黃滿口蛀牙，連帶還有口臭的情況下，難道不會影響孩子的人際關係或是自信心發展嗎？」黃慧瑜提醒，蛀牙影響的不只是孩子生理健康，也同時影響孩子的心理健康。

08

孩子會蛀牙，是被大人傳染的？

A

蛀牙是多因子的疾病，並非單一原因造成。造成蛀牙的牙菌斑，就是細菌和食物殘渣、脫落的口腔上皮細胞等，能形成牙菌斑的細菌種類相當多，並非單一種細菌，通常是鏈球菌。而在牙齒表面形成的生物膜，也就是俗稱的牙垢。

人類口腔裡的微生物群高達八百多種，一個人的口腔大約有三百到四百種細菌，包括好菌和壞菌。每個人的細菌叢並不一樣，而這群細菌一開始是怎麼形成呢？其實來自家族。

「很多人認為爸爸媽媽容易蛀牙，小孩因為遺傳關係，也容易蛀牙，這其實是誤會。雖然牙齒大小、排列、琺瑯質的結構、牙弓發展的確都和遺傳相關，」鄧乃嘉強調，「但蛀牙不會遺傳，而是會傳染。」

家族內成員的口腔細菌會很類似，多是一起生活互相傳染的結果。由於孩子和父母會有類似的基因群，對於某些細菌抵抗力比較弱，這些細菌就容易進入這一整群

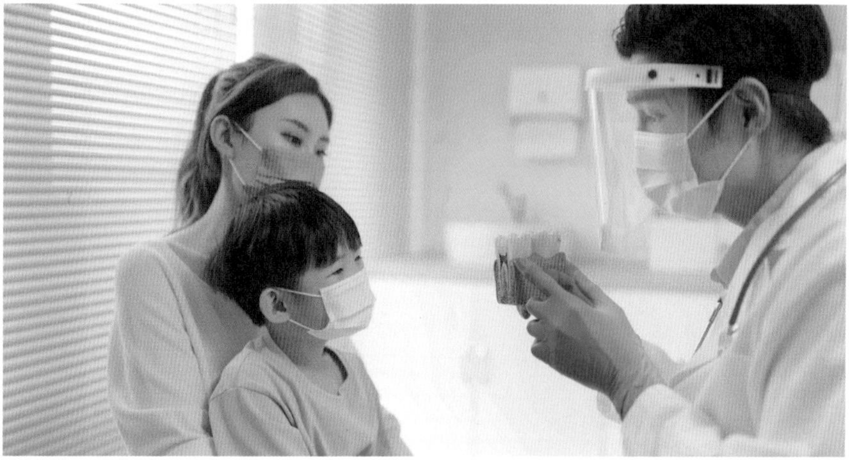

蛀牙不會遺傳但會傳染，
小朋友蛀牙，家長也要一起檢查和治療。

人。這群人一起生活，會相互傳染，加上家庭成員通常飲食習慣相似、清潔習慣雷同，因此口腔健康狀態也會很類似。

寶寶剛出生時，口腔裡面是沒有細菌的，孩子口腔裡的第一群細菌，來自於主要的照顧者，也許是爸爸、媽媽，或是阿公阿嬤，甚至是保母，也就是周遭一起生活的人。

而口腔細菌的組成也非永久不變，當孩子進入幼稚園，就會再度互相傳染。有些人原本的口腔細菌非常強悍，不讓新的細菌進來，但有些人的口腔細菌沒有這麼頑強，就會因為加入新細菌，改變了原來的細菌叢。

改善蛀牙，全家一起效果更好

既然蛀牙會相互傳染，那麼想要減少傳染，就是不要共用餐具、共用牙刷，大人也不要用嘴巴幫孩子先試食物溫度，或是吹涼食物，避免你一口、我一口的餵食，不把咬過的食物再給孩子吃。

儘管如此，隨著新冠肺炎大流行，大家都知道飛沫無所不在，想要完全杜絕相互傳染，就得全天配戴口罩，在現實的家庭生活中這是不可能的事。所以最好的方式是全家一起改變口腔環境，才能避免蛀牙不斷相互傳染。

「如果父母中有一位滿嘴蛀牙，往往可以推估這個小朋友也很容易蛀牙，」黃慧瑜說，「我們常給前來就醫的家長一個觀念，如果小朋友有很多蛀牙，爸爸媽媽最好也一起檢查與治療。如果只有注意小朋友的口腔健康，但其他家庭成員口腔的細菌量居高不下，細菌還是會經由各種途徑傳染，導致孩子治療效果大打折扣，甚至反覆蛀牙。」治療蛀牙如果能全家總動員，效果會更好。

09

要避免孩子蛀牙，除了刷牙，還可以做什麼？

A

除了牙菌斑，時間也是造成齲齒的重要因素之一。食物停留在口中時間愈久，讓牙菌斑滋長，就愈容易造成蛀牙。

在幼兒時期，不管瓶餵還是親餵、母乳或是配方奶，如果沒有其他特殊原因，建議要盡早戒除夜間喝奶的習慣，六個月後要調整餵奶時間和次數，降低安慰性餵食次數，才能減少食物停留在口腔內的時間。

除了頻繁進食會增加蛀牙機率，如果孩子總是邊吃邊玩，吃飯時間拉得很長，或是整天一直不斷吃東西，同樣容易產生蛀牙。

使用氟化物能有效預防蛀牙

黃慧瑜就曾經在門診看過一位國中女生，為了準備會考，晚上總是會一邊讀書一邊吃餅乾、糖果，持續了幾個月後，本來健康的牙齒就都蛀掉了。

另一方面，預防勝於治療，氟化物是目前世界衛生組織公認最經濟、安全又有效的預防蛀牙成分，而氟化物使用，除了家用牙膏，還有兩種常見方式。

一、服用氟錠

如果想要強化牙齒，可以在醫師指示下，讓孩子從六個月吃到十四歲為止。

「牙齒是個很特殊的器官，所有恆齒都是從寶寶出生後就在骨頭裡了，雖然看不到，但牙齒胚胎一直慢慢成長，吃氟錠是為了強化仍在顎骨裡還沒長出來的恆齒，」鄧乃嘉解釋。

二、學齡前兒童到牙醫診所塗氟

家長應該每三到六個月定時帶孩子到牙醫診所，徹底的檢查牙齒及塗氟，增加對蛀牙的抵抗力。塗氟漆的過程非常簡單，牙醫師用毛刷把氟漆塗抹在孩子牙齒表面即可。

有些家長認為，孩子在家已經使用含氟牙膏，不需要再去牙醫診所塗氟。日常家庭使用的含氟牙膏濃度約為九百至一千八百ppm，牙醫診所使用的是氟漆，濃度則高達二萬ppm，和家用氟化物濃度不同，效果也不同。氟漆能長時間附著牙齒，持續釋放氟離子讓牙齒吸收，讓牙齒增加對蛀牙抵抗力，也有修復初期蛀牙的效果。

除了使用氟化物，窩溝封填也是預防孩子蛀牙重要的處置。

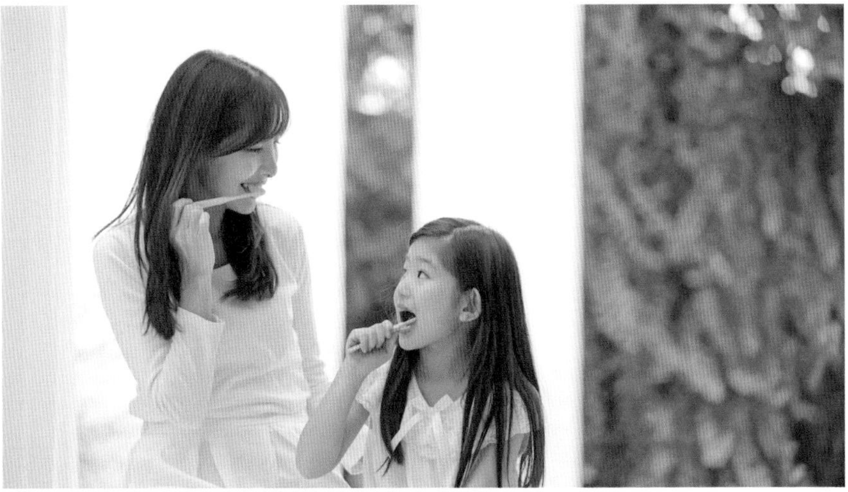

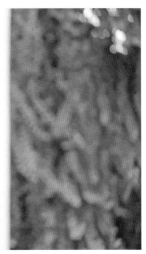

幫助孩子理解清潔口腔的重要性，
才能讓好好刷牙成為習慣。

因為後牙臼齒的咬合面並不是平整的，而是有許多深淺不一的窩溝與裂隙，尤其孩子剛萌發的牙齒，這些窩隙比較深，會讓食物殘渣容易卡在這些凹槽裡，刷牙也無法清潔徹底，增加蛀牙發生率。

如果把這些細小的窩溝用牙科專用樹脂材料填平，可避免食物殘留在牙齒咬合面上，能有效阻斷細菌侵入，降低孩子咬合面蛀牙機率。窩溝封填安全性高，封填劑無毒性、也沒有副作用，家長不用擔心。

當孩子乳牙臼齒或是恆牙第一大臼齒萌發後，家長就可以帶孩子到牙醫診所做窩溝封填，但是要注意定期回診，檢查窩溝封劑是否完整未脫落，才能提供完整保護。

六歲開始讓孩子自己刷牙

六歲開始，就可以讓孩子開始嘗試自己刷牙，不過刷牙屬於很精細的動作，孩子到八歲左右，小肌肉才會發育完全，更小的孩子即使自己想要好好刷牙，動作也沒辦法像大人一樣靈活，更無法自行使用牙線，因此，八歲以前孩子刷完牙都必須讓父母再檢查，確認是否清潔乾淨。在孩子練習刷牙的過程中，也可以使用牙菌斑顯示劑將牙菌斑染色，讓孩子可以清楚看出哪些部分沒有刷乾淨。

如果孩子沒有足夠意願，刷牙往往會讓親子關係劍拔弩張。

「要孩子能好好刷牙，得幫孩子找到刷牙的動機與意義，」鄧乃嘉建議，可以和孩子探討認識口腔知識，像是為什麼需要刷牙？蛀牙是怎麼造成的？為什麼需要健康的牙齒？

讓孩子理解清潔口腔的必要性，願意主動配合刷牙，當可以自己刷牙時，才不會只是為了應付家長，胡亂刷一刷交差了事。

10

恆齒已經長出來了，乳牙卻還沒掉，需要拔掉嗎？

A

孩子大約在六歲左右，第一大臼齒會從乳牙齒列後方直接長出。這是孩子的第一顆恆齒，但大臼齒冒出來時，並不會有乳牙脫落，因此常常被忽略，而沒有好好的清潔，加上臼齒咬合面有窩溝不易清潔，導致這一顆牙是孩童整個恆牙齒列中，最容易蛀牙的牙齒。

隨著第一大臼齒萌發，乳牙陸續開始鬆動，乳牙牙根底下的恆齒牙胚會依序萌發，因此六到十二歲，就是乳牙和恆齒同時存在的混合齒列期。

「早或晚換牙因人而異，和營養夠不夠沒有關係，也沒有特別的好或壞，」鄧乃嘉指出，換牙基本的順序由前往後，先下再上，且會以對稱方式換牙。比起乳牙，恆齒的萌發順序比較重要，如果家長有疑慮可以進一步諮詢牙醫師。

「不要覺得牙齒好像都有在掉，就不需要孩子看牙醫，有經驗的醫生可以及早發現問題，」黃慧瑜建議，孩子開始換牙以後，照一張全口環景X光片，可以看到所有的恆齒牙胚，包括數目、位置、型態，可以檢視換牙過程中有沒有需要特別注意的問題。

剛開始換牙時，很多家長看到孩子下排恆齒門牙已經萌發，但門牙乳牙卻還沒脫落，形成前後並列的「雙排牙」，往往很緊張地找醫師希望盡早拔掉，怕影響孩子以後齒列整齊。

乳牙不需要特別拔掉

其實，齒列是否整齊與遺傳關係較大，如果牙齒太大、口腔空間太小時，就會導致齒列排列不整齊，跟乳牙是否立刻拔除沒有關係。

「我們的牙齒就像漂漂河，終其一生會被推來推去，不斷在口腔中移動，」鄧乃嘉形容，牙齒位在口腔力量的平衡區，當牙齒太往後面靠近，舌頭為了要有位置擺放，自然會把牙齒往外推，反過來，如果太靠近嘴唇，嘴唇也會自然地把牙齒往後方擠。

牙齒必須處在一個動態平衡，所以長在什麼位置，和怎麼使用肌肉息息相關。雖然雙排牙中，剛萌發的恆齒感覺位置太後面，但隨著孩子正常咀嚼進食，新生恆齒就會慢慢回到該處的位置。

原則上，當恆齒開始萌發時，乳牙就會自然脫落，並不需要刻意拔除。然而，如果乳牙是因為撞裂或蛀牙過早脫落，或是乳牙掉落但恆齒卻遲遲沒有萌發，就要進一步尋求牙醫師診斷。

面臨換牙時期，家長可以鼓勵孩子，自己搖一搖牙齒，或是啃食芭樂、玉米，都能幫助乳牙順利脫落。但如果孩子不敢搖動牙齒，進食也完全避開鬆動的牙齒，使得乳牙搖晃程度一直停滯，這時也可以和牙醫討論是否需要拔除。

鄧乃嘉提醒，「在換牙期間，清潔最重要，由於新舊牙並列很容易卡食物，不易清潔，或是因為牙齒搖晃孩子不敢刷牙，容易孳生細菌，造成口腔問題。」

11 孩子沒蛀牙，就不用特別去看牙醫？

A

「很多家長覺得定期帶孩子檢查牙齒很麻煩，其實這是最簡單維持口腔健康的方式，」鄧乃嘉強調，「怎樣算咬合有問題？需要不需要治療或矯正？這些判斷都需要專業知識，家長不可能自行研判，因此，最簡單的方式就是直接交給牙醫師。」

在寶寶時期，也就是嬰幼兒時期，牙醫除了要檢查有沒有奶瓶性齲齒，還要觀察咬合發育是否良好，會不會影響齒顎發展，或是有沒有吸奶嘴、吸手指等需要戒除的習癖；開始換牙之後，除了仍要注意蛀牙問題，同樣也需再次檢查恆齒是否有咬合問題。

在口腔健康檢查時，牙醫會做齲齒風險評估，「每個孩子的齲齒風險高低不一樣，即使是兄弟姊妹也不一樣，並不是哥哥姐姐健康沒蛀牙，弟弟妹妹就不會蛀牙，」黃慧瑜強調，依據齲齒風險不同，牙醫師會為每個孩子訂定不同的預防計畫。

例如同樣程度的蛀牙，對於齲齒低風險的孩子，可能只要更認真使用含氟牙膏刷牙，加強口腔清潔即可，但對於齲齒高風險的孩子，就必須填補治療提高回診頻率，從半年改成三個月回診，並加強塗氟等。

透過定期追蹤檢查，一旦發現問題就能及時治療，可以避免口腔問題繼續的擴大與惡化。牙醫師也可以提醒家長哪些部分需要特別留意，讓照顧孩子口腔健康更有效率。

十八歲前都可以看兒童牙醫

從孩子出生到十八歲以前，都屬於兒童牙科的範疇，因此如果選擇到兒童牙科就診，能得到更全方位的照護。

很多人以為選擇兒童牙科就醫，只是因為兒童牙科比較了解兒童行為及心理，懂得在看牙時安撫孩子，黃慧瑜強調，「除了對孩童口腔的照護更有經驗，兒童牙科往往是從全人照護角度出發，綜合評估孩子的發展，而不只侷限在口腔。」

黃慧瑜舉例，如果遇到兩歲的孩子，兒童牙醫可能會詢問孩子副食品的情況，這是一般牙醫師不會問的，如果兒童牙醫發現孩子到這年紀，仍然只以喝奶或是糊狀食物為主食，不喜歡咀嚼食物，就會提醒家長可能要帶孩子進一步做全面的發展評估，評估孩子是否有口腔功能發展落後的情況，是否需要跨團隊的療育復健課程來協助孩子。

又例如當孩子對刷牙非常排斥，有時問題不單純只是「孩子不乖不配合」，兒童牙醫不會只要求「爸媽態度再強硬一點就可以」，而是會綜合考量，是不是家長力量太大造成疼痛，或是可能有觸覺敏感的問題。

由於口腔裡有許多神經，感覺非常敏銳，對有些觸覺敏感的孩子而言，洗臉或刷牙都會產生過度疼痛感，因此極度抗拒。這時會建議家長，除了控制力道，可以先透過減敏感按摩，降低孩子口腔敏感程度，讓孩子接受觸碰及刷牙。

而近年來發展遲緩兒童比例提高，這些孩子比較不容易照顧，在一般牙科可能無法得到較妥善的醫療，兒童牙科即能幫助家長找出問題，更有效適切的協助照護他們的口腔健康。

12 如何讓孩子不怕看牙醫？

許多孩子聽到要看牙醫就臉色發白，還沒進到診間裡就嚇得嚎啕大哭。為了帶孩子看牙齒，家長經常需要使出各種威脅利誘的手段，哄騙孩子進到牙醫診所，然而成功一次後，卻讓孩子覺得被欺騙，下次更抗拒去看牙。

A

除了選擇兒童親善院所，最根本的解決方式，就是及早建立定期口腔檢查的習慣，就可以避免這樣的困擾重覆上演。

從寶寶冒出第一顆牙，建議每三個月到半年，要接受一次口腔檢查，養成定期回診的習慣，可以讓孩子提早熟悉牙科環境，大大降低看牙的恐懼。

「不要每次都等到牙痛得要命才看牙醫，會讓孩子產生白袍恐懼症，」黃慧瑜說，讓看牙就像量身高、體重一樣的平常，成為例行檢查。

避免用看牙嚇唬孩子

看牙之前，家長的引導也很重要。可以先在家跟孩子玩扮家家酒，讓孩子扮演牙醫，自己扮演病人，但家長要注意，避免在遊戲中演出害怕大哭的行為，或是說出「好可怕」、「好痛」這些話。

日常生活中更千萬不要用看牙來嚇唬孩子，例如開玩笑說：「不乖就把你抓去拔牙」，也避免在孩子面前談論恐怖的看牙經驗。黃慧瑜強調，「就是不要讓孩子對看牙醫和疼痛、拔牙等負面印象產生連結。」

另外，如果從寶寶時期就每天固定躺下來刷牙，這個姿勢和看牙醫的姿勢一樣，對於降低孩子看牙醫時的恐懼感有很大幫助。

但即使做好了心理建設，走進兒童牙醫診所，有時會遇到前一個看牙的孩子哇哇大哭，讓孩子再度感到害怕的情況。黃慧瑜提供一個小技巧，「這時可以告訴孩子，『那是因為沒有定期檢查或是沒有好好刷牙，所以才會牙痛在哭，我們都有好好刷牙、定期看牙醫，所以不用擔心。』」

看牙當天，可以提前抵達，讓孩子有時間緩衝，熟悉環境並做好心理準備，避免一進到診間就憂心忡忡地急著詢問醫師怎麼治療。而家長緊張的情緒也會感染給小孩，盡量保持輕鬆的平常心，看牙過程就交給牙醫師引導，家長只要在一旁陪伴，給予孩子安全感即可。

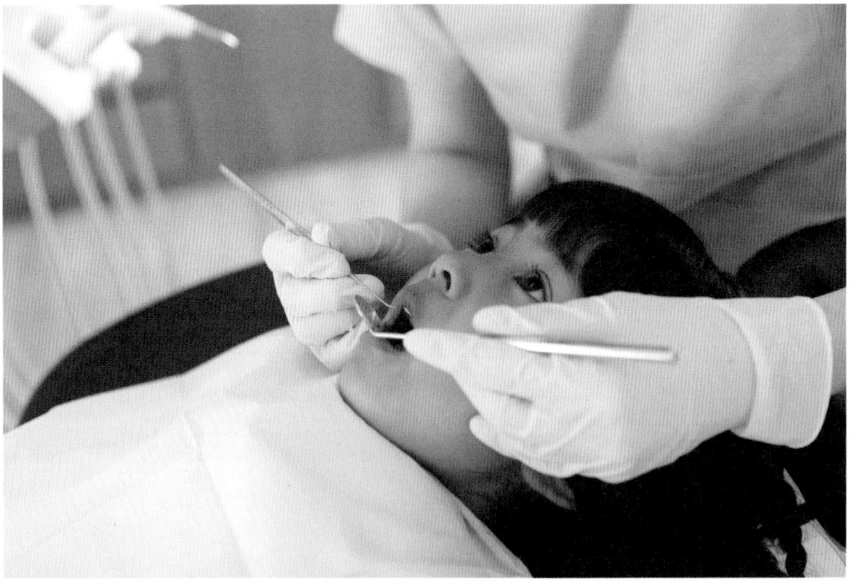

家長若有定期帶孩子檢查口腔的習慣，
可降低孩子抗拒看牙的困擾。

有些家長會預先告訴孩子一些細節，想讓孩子做好心理準備，但提前讓孩子知道太多，有時反而適得其反，有些孩子往往只會更害怕。

建議家長只要概括性的說明，「要給牙醫師檢查後才知道要做什麼」，或是「醫生會有方法幫助解決蛀牙疼痛」等，而不是鉅細靡遺告訴孩子等一下可能需要拔牙、打麻醉針等治療方式，只是徒增恐懼。

同時也不要預設立場，若先告訴孩子今天只是檢查而已，一旦牙醫要進一步治療，孩子就會覺得受騙，下一次就不願意再去看牙了。

PART 2

自己做好口腔清潔

預防勝於治療，擁有良好的保養觀念，就能避免大部分口腔疾病的產生。

諮詢醫師

周幸華／臺北醫學大學口衛系主任、北醫大附設醫院牙科部口腔特殊需求照護門診暨牙周病科主治醫師

方致元／臺北醫學大學牙醫學系副教授、萬芳醫院牙科部口腔顎面外科主任

鄭信忠／臺北醫學大學口腔醫學院院長、北醫大附設醫院牙科部齒顎矯正科主任

巫仰哲／臺北醫學大學牙醫學系助理教授、雙和醫院牙科部口腔內科主治醫師

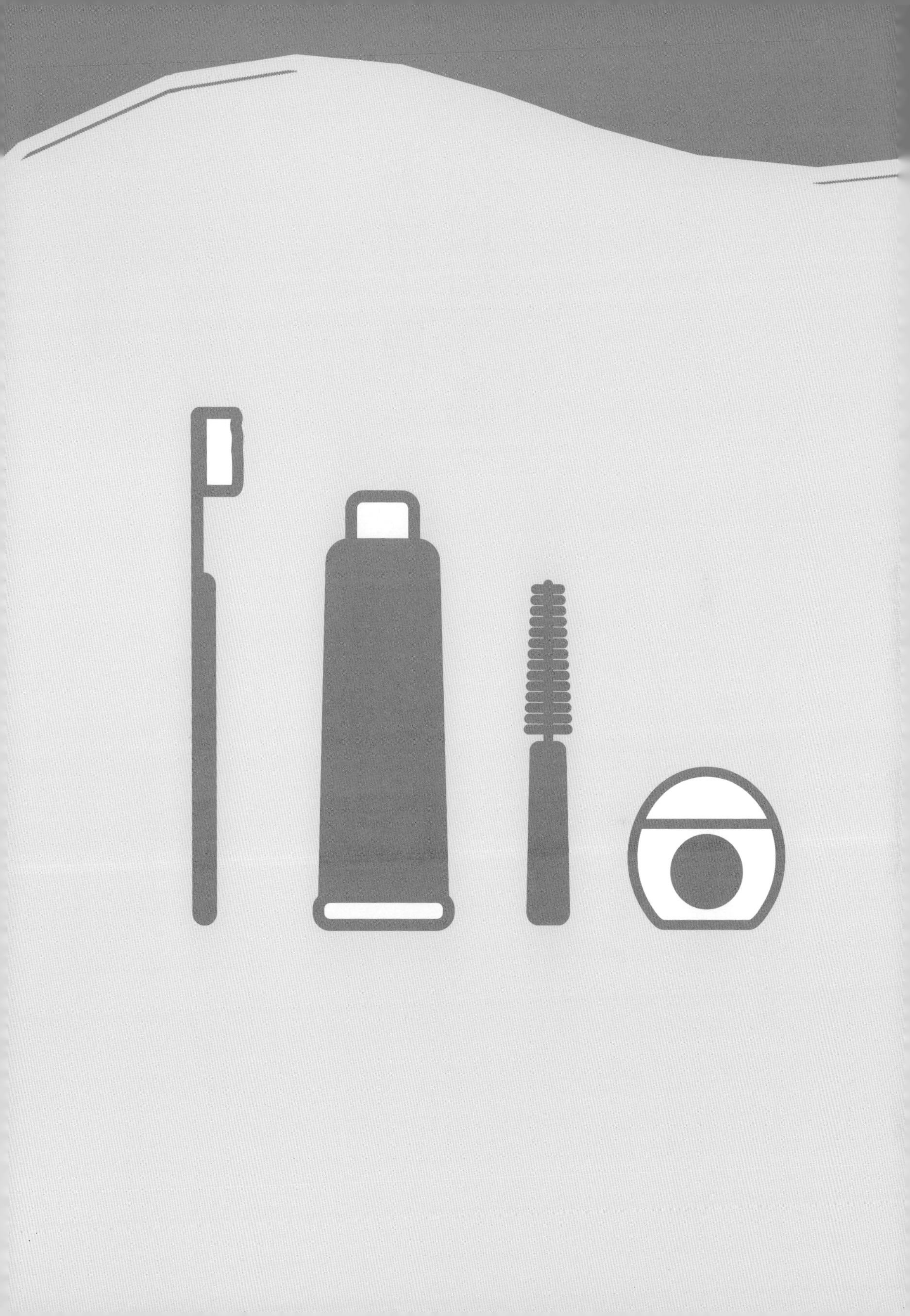

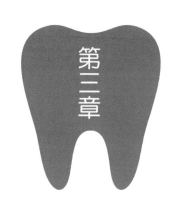

第三章

潔牙工具，你買對了嗎？

Q13 清潔牙齒，用牙刷就夠了？

A

談到清潔牙齒，多數人想到的就是「好好刷牙」，其實這樣只做了一半，因為要完整清潔口腔，單靠牙刷是不夠的。

使用牙刷、牙線、牙間刷，才算完整清潔

牙刷只能刷到牙齒的頰側面、舌側面及咬合面，但兩顆牙齒緊靠在一起的鄰接面，刷毛無法深入，即使你用再細的牙刷也刷不到，所以只用牙刷刷牙，有一部分的牙齒，你永遠無法清潔到。

這時就必須依靠牙線來幫忙。牙線的真正用途並不是剔除牙縫裡的食物殘渣，而是還要用來刮除相鄰兩側牙面上的牙菌斑。

所以想完整清潔牙齒的每一面，牙刷加上牙線是維護口腔衛生的必備組合，缺一不可。

一般人可以使用牙線清潔牙齒鄰接面，但牙縫大的人或是牙周病病人，則要改用牙間刷。牙間刷就像是清潔牙齒鄰接面的專用牙刷。

北醫大附設醫院牙科部口腔特殊需求照護門診暨牙周病科主治醫師周幸華解釋，要使用牙線還是牙間刷，判斷方式很簡單，小牙縫就使用牙線，如果牙間刷放得進去，就使用牙間刷。

周幸華補充說明，一個人嘴巴裡的牙縫可能有大有小，那就依照牙縫的個別大小，來分別使用牙線或牙間刷。牙間刷使用的原則很簡單，牙間刷有大小，大的牙縫用大的牙間刷，小的牙縫用小的牙間刷，至於最小號的牙間刷進不去的牙縫，就用牙線來清理。

牙齒的五個面向

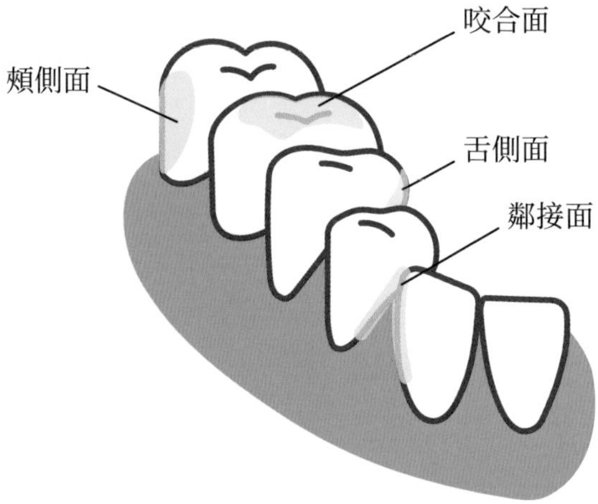

另外，像是近期熱門的沖牙機，只能當成輔助，不能替代牙刷和牙線。

沖牙機只能去除食物殘渣

沖牙機是利用強勁的水流來沖洗牙齒，只能去除殘留在牙齒、牙縫間的食物殘渣，周幸華強調，「必須要有一個正確的觀念，嘴巴裡的牙菌斑有纖毛黏在牙齒上，不是用水就可以沖掉的。」

但對有些植牙病人，植牙周圍有一點小發炎，或是高齡者手部沒有這麼靈巧，刷牙比較沒辦法刷乾淨，這時後牙區的一些食物殘渣，就可以用沖牙機來輔助清潔，但真正要去除細菌，一定要用牙刷加上牙線或牙間刷才有用。

「選擇沖牙機時，不需要選擇水柱力道特別強的，只要能把食物殘渣沖出來，使用起來覺得舒服就可以。尤其高齡者有時候口腔黏膜比較薄，或舌頭表面比較脆弱，力道太強會使口腔黏膜受傷，」周幸華提醒，使用沖牙機時，牙齒內外牙縫都要沖，並不是只沖牙齒外側這一面。

至於很多人喜歡在飯後用嚼木醣醇（xylitol）口香糖，覺得這樣能清潔口腔，「一定要無糖口香糖才有用，」萬芳醫院牙科部口腔顎面外科主任方致元提醒，木糖醇是代糖，無法為細菌提供養分，嚼食口香糖會刺激唾液分泌，可以降低口腔酸性，「雖然有部分清潔牙齒的作用，但絕對不能取代日常刷牙。」

14 牙刷種類琳瑯滿目，要怎麼挑選牙刷？用電動牙刷效果更好嗎？

A

市面上的牙刷造型很多，也訴求不同的功能，讓人不知道該怎麼挑選。但其實牙刷選擇並不複雜。

選擇牙刷的三大原則

一般牙刷都有分齡，除按照年齡段選擇外，只要掌握「軟毛」、「小頭」、「直立刷毛」、「刷毛經過圓頭處理」幾個原則就可以，詳細說明如下：

一、軟毛牙刷

「事實上，牙齒並不像我們想的那麼堅硬，有些人喜歡刷牙有『刷』的感覺，偏好硬的刷毛，如果選擇硬的刷毛，再加刷牙時力道過大，很容易就會把牙齒磨耗掉，」周幸華提醒。

小臼齒、犬齒位在齒列圓弧轉角較突出來的位置，如果習慣很用力刷，而且刷牙時刷毛對牙齒的角度成九十度（也就橫向刷牙），常常會把這部位牙齒的琺瑯質磨耗掉。牙冠至少還有較堅硬的琺瑯質，牙根表面沒有，就更容易受傷，因而在牙冠與牙根連接處（齒頸部），形成三角形的V型磨耗凹槽，就是刷牙時牙刷刷毛對牙齒的角度與力道出了問題。

周幸華強調，「刷牙時不僅要選擇工具，還要能使用正確，否則反而會對牙齒和牙肉造成傷害。」

如果有牙齦萎縮、牙根裸露，出現牙齒敏感問題，刷牙時會感到酸痛，這時可以再換成更軟毛的牙刷，並使用含氟牙膏。

但軟毛牙刷的缺點就是比較容易「開花」，如果牙刷刷毛已經開始往外捲翹，彎曲變形，就會刷不到要清潔的位置，必須淘汰換新牙刷。

二、刷頭大小

牙刷刷頭的大小，以一次能涵蓋兩顆牙齒為原則。如果牙刷刷頭太大，最後一顆牙面向喉嚨的那一面就會刷不到。有些牙刷刷頭在設計上前端較小、刷毛比較長一點，就是為了刷到最後面的牙齒。

三、刷毛要經過圓頭處理

正確的刷牙方式，刷毛除了刷到牙齒外，也會同時刷到牙肉，因此如果刷毛經過圓頭處理，比較不容易傷害到牙齦。

牙刷選對了，還要會保養。不管是牙刷、牙間刷，使用完都應該輕輕甩乾，並且晾乾。方致元提醒，「牙刷是消耗品，即使刷毛還沒彎曲，看起來還很乾淨，但每兩到三個月還是要定期更換，因為牙刷是會藏汙納垢充滿細菌。」

另外，牙刷刷毛的根部或是牙刷柄如果發霉，也要立即更換。周幸華提醒，「尤其是小朋友，常常沒有把牙刷甩乾，或把牙刷倒放在杯子裡，很容易造成牙刷發霉，家長要多留意。」

正確使用電動牙刷的方法

除了傳統牙刷，也有很多人喜愛電動牙刷，認為電動牙刷可以刷得更乾淨。

其實，清潔與否的關鍵在於刷牙技巧和是否落實，只要刷牙方式確實，手刷和電動牙刷的清潔效果都一樣。

電動牙刷的最初發明，是為了幫助無法靈巧使用手來刷牙的人士好好刷牙，因此

刷牙角度與力道不正確，磨耗齒頸部

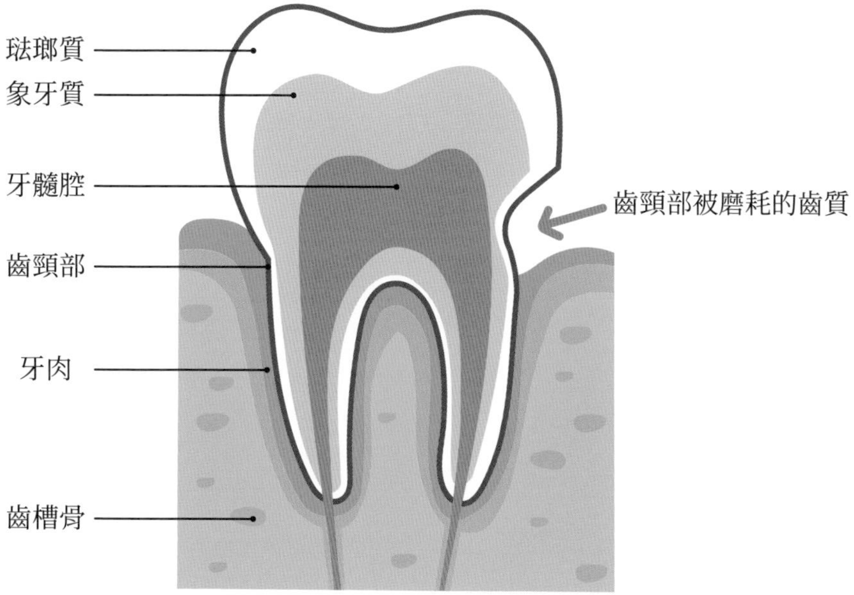

對一般高齡者或是動作不太靈活的人，電動牙刷是不錯的選擇。

電動牙刷大致可以分為兩類，一種透過音波讓刷頭和刷毛產生高頻率的震動，清理牙齒、牙齦、牙縫中的汙垢，另一種則是機械式，就像是快速手動刷牙，透過旋轉、擺動等方式，利用刷毛高速把牙齒表面的細菌刷掉。

不管哪一種，都是用機器來取代人手動作，但重點還是要把工具放在正確的位置上，否則還是無法清潔乾淨。而電動牙刷刷頭也要記得定期更換，才能夠達到清潔效果。

要特別注意的是，除了有沒有刷乾淨，相較於手刷可以控制力道、控制方向，電動牙刷因為轉動速度快，可能會有牙齒磨耗問題。

「牙齒開始變敏感，刷牙時有輕微被電到的感覺，就是產生磨耗了，」周幸華建議，「這時如果還可以手刷，就恢復手動刷牙，或是降低使用電動牙刷的頻率，例如早上用手動、晚上用電動，兩種方式交替。」

電動牙刷的刷頭選擇，仍然是以軟毛、小頭為佳，避免磨耗牙齒，「但我比較建議一般成人，除非不得已，自己已經沒辦法用手刷乾淨的前提下，才使用電動牙刷。否則牙齒一但被磨耗，就沒有辦法再恢復了，」周幸華提醒。

15

市面上的牙膏五花八門，種類有含氟、護齦、抗敏感、美白等，要怎麼挑選？真的有療效嗎？

A

牙膏是一般人日常生活中，最常用來清潔口腔的清潔劑。很多人認為刷牙時如果沒有用牙膏就會刷不乾淨，真的是這樣嗎？其實牙膏只是幫手，如果刷牙動作不確實，使用牙膏與否效果差別不大。

牙膏等同於清潔劑

「每次牙膏的量只要像綠豆一樣大小，就可以達到效果，並不需要把整個牙刷刷面擠滿。不會因為牙膏使用量增加，清潔或保護效果就更好，」周幸華強調，牙膏只是輔助，牙齒潔淨與否，確實刷牙才是關鍵。

「有牙膏的輔助，就好像用清潔劑洗去盤面的油汙，會更有效率，」方致元打個比方解釋，「牙膏有界面活性劑，就像肥皂的清潔功用，還有很多小顆粒，會增加刷牙時的清潔效率。如果沒有牙膏，刷牙時就像是單純用水和抹布洗盤子。」

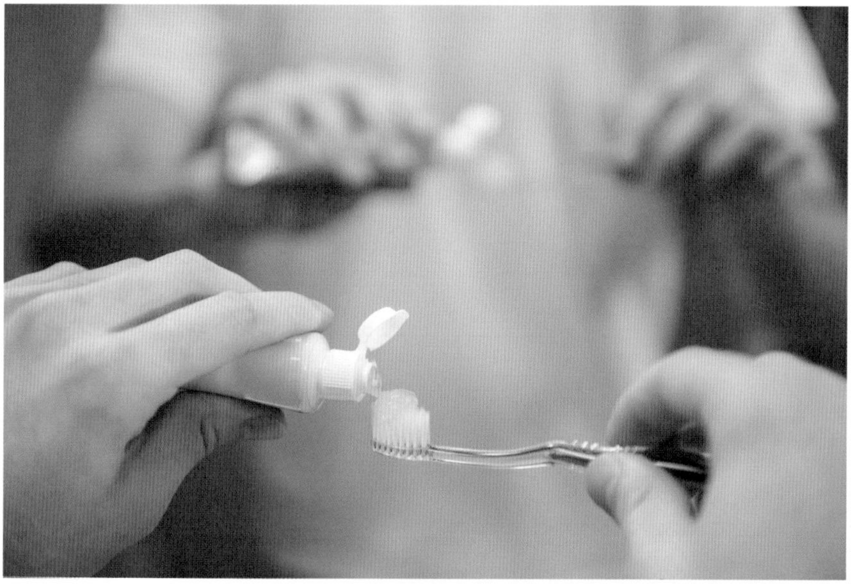

牙膏是清潔牙齒的幫手，使用適量即可，
不需擠滿整個牙刷刷面。

牙膏最主要的成分就是研磨劑，這些像是磨砂的細小顆粒，在牙刷刷毛摩擦牙齒表面時，可以一同作用增強摩擦效果，協助去除牙菌斑，提升潔淨率。

此外，牙膏內含的界面活淨劑可以產生泡沫，和肥皂的去汙原理相同，可增加牙菌斑的溶解度，方便牙刷去除牙菌斑。

很多人使用牙膏後，會覺得口氣清新，好像刷得很乾淨，事實上，這只是因為裡面添加了薄荷等人工香料，涼爽感覺和潔淨度，其實沒有任何關係。

市售牙膏種類

一、含氟牙膏

在眾多牙膏裡，最常見的就是含氟牙膏。牙膏裡添加的氟化物成分，可以在刷牙過程中，慢慢釋放到牙齒上，幫助牙齒再礦化，比較不容易被酸性物質侵蝕。

牙膏標示「F」、「Fluoride」都是含氟的意思，單位以ppm標示，必須使用含氟一千ppm以上的牙膏，才能有效預防蛀牙。

牙齒敏感的人也可以選用含氟量高的牙膏。很多牙周病病人，因為牙齦萎縮、牙根裸露，出現敏感性牙齒問題，這時使用含氟量高的牙膏，除了預防牙根蛀牙，同樣可以透過牙齒表面再礦化形成保護層，有助於舒緩牙齒敏感。

二、抗敏感牙膏

常見的抗敏感牙膏，添加礦物質，研磨劑比較少，以減少牙齒的磨損。由於牙齒敏感是因為牙齒結構的牙本質小管露出，因此使用抗敏感牙膏時，就像幫牙齒敷面膜一樣，用礦物質把裸露的牙本質小管填補起來，減少小管中的神經末梢受到外界的刺激。

但周幸華也提醒，不管選擇哪一種牙膏，牙膏被歸類在化妝品，雖然有舒緩效果，但不具備療效，「必須要從根本找出造成牙齒敏感的原因，如果沒有治療造成牙齒敏感的疾病，例如牙齒磨耗已經靠近牙髓（牙神經）時，單純使用抗敏感性牙膏的效果很有限。」

有些牙齒敏感者會把含氟量高的牙膏，塗抹在牙齒敏感部位，以舒緩敏感，若是沒有改善也可以到牙科診所塗氟，達到更直接的效果。

三、美白牙膏

一般牙膏中的研磨劑，並不能使牙齒變白，頂多只能去除牙齒表面的髒汙，讓牙齒看起來亮一點，必須添加濃度足夠的氧化劑，才能美白牙齒。周幸華提醒，「如果美白牙膏使用起來有效，就要注意若長期使用，其美白成分會不會造成牙齒脆弱。衣服天天用漂白水，材質纖維會變脆弱，牙齒也是，每天不斷漂白牙齒，可能會造成牙齒敏感。」

16 聽說漱口水可以殺菌，所以用了就可以不刷牙？

A

有些人對於使用漱口水有很大的誤解，認為漱口水可以殺死口中細菌，所以能替代牙刷與牙線清潔。周幸華強調，「漱口水只是輔助，絕對無法替代刷牙、牙間刷和牙線。」

漱口水無法單獨達到清潔效果

方致元形容，「只使用漱口水不刷牙，就像是盤子充滿油漬，但只是噴清潔劑，沒有用抹布擦拭或海綿刷，並不能清潔乾淨。」

當牙齒表面不乾淨，或是有牙周囊袋形成後，就算漱口水中有含任何成分，但牙齒已經被牙斑菌包覆住，漱口水無法接觸到牙齒，也發揮不了任何作用。

換句話說，只有確實使用牙刷、牙線或牙間刷清潔牙齒後，再使用漱口水，才可能達到輔助控制牙菌斑、牙齦炎的效果。

常見的含氟漱口水，的確能為口腔提供多一道的氟化物保護，然而如果已經使用含氟牙膏，就可以做到預防蛀牙，以及幫助牙齒再礦化，其實並不需要再用含氟漱口水。

周幸華也提醒，為了避免兒童把大量漱口水吞下去，誤食過量的氟，六歲以下小孩不能使用漱口水，而十二歲以下兒童，也需在大人指導下使用。

不可自行使用含藥漱口水

相較於含氟漱口水可以經常性使用，含藥漱口水則主要在手術之後使用，能夠預防感染。

漱口水內含Chlorhexidine（CHX）能殺菌消毒、抑制牙菌斑的形成，但副作用是牙齒及舌頭會染色，變成綠褐色，長期使用還會導致味覺改變，因此一般大多為醫師、藥師指示藥品。

同樣有殺菌成分的，還有含Cetylpyridinium chloride（CPC）成分的漱口水。但想要針對口腔健康使用某些功能性漱口水，要先徵詢牙醫師意見，如果真的需要，也要遵照醫師指示使用。

許多漱口水中含有酒精成分，然而酒精濃度必須足夠，才能真正達到殺菌效果；

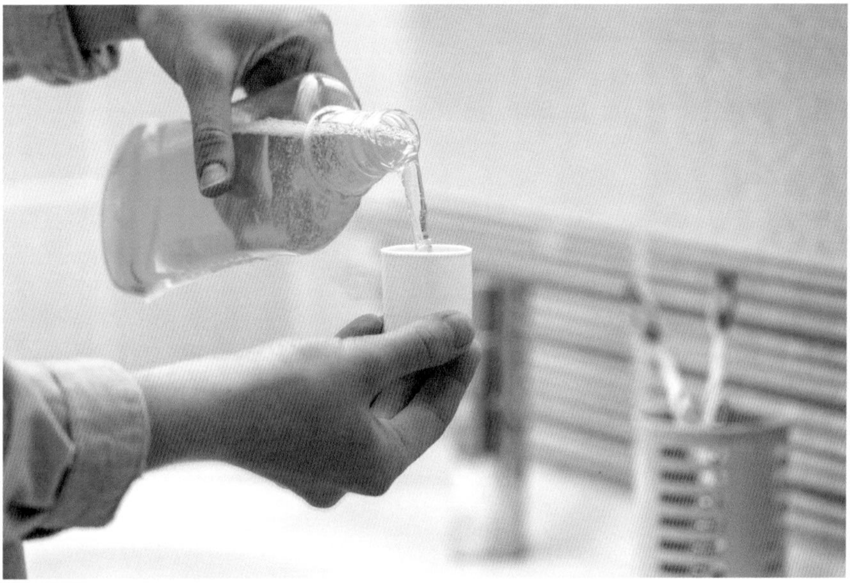

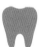

用牙刷、牙線或牙間刷確實清潔牙齒後，
再用漱口水，有控制牙菌斑、牙齦炎的功效。

至於草本漱口水含有草本油成分，使用植物萃取物、植物精油製成，號稱藉由植物特性達到清潔、抗菌效果，但是否能夠達到其宣稱效果，還必須等待更多的科學實證研究。

很多人選擇使用漱口水，是為了口氣清新。在食用重口味食物後，用漱口水的確可以去除口腔異味，然而如果是牙周病、蛀牙或是其他疾病造成的口臭，只能暫時性掩蓋，最根本的辦法，還是要找出導致口臭的原因，加以治療才能改善。

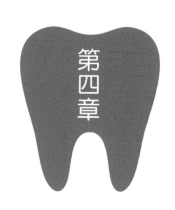

第四章

怎樣清潔牙齒最正確？

17 一天該刷幾次牙、什麼時間點刷才適合？

我們一天到底應該刷幾次牙？什麼時間要刷牙？方致元給了最簡

A

單的準則，「吃完東西就應該要刷牙。」因為不管是蛀牙或是牙周病，生成原因都是因為嘴巴裡面的細菌。

口腔疾病的產生，是幾個原因聯集的結果，第一個就是宿主，也就

刷牙不正確，口腔細菌不斷孳生

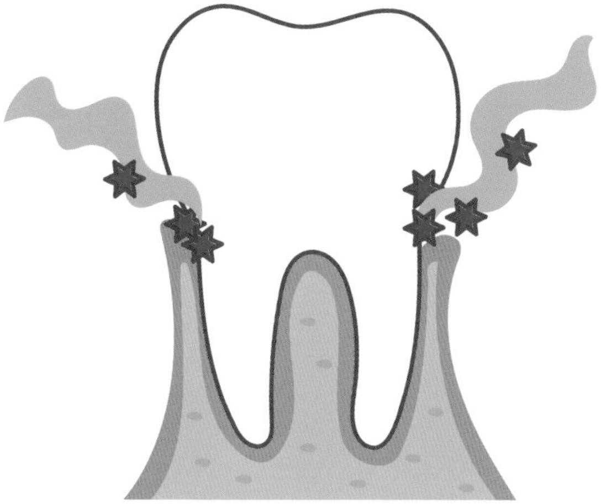

細菌在牙齒和牙肉交接處堆積。

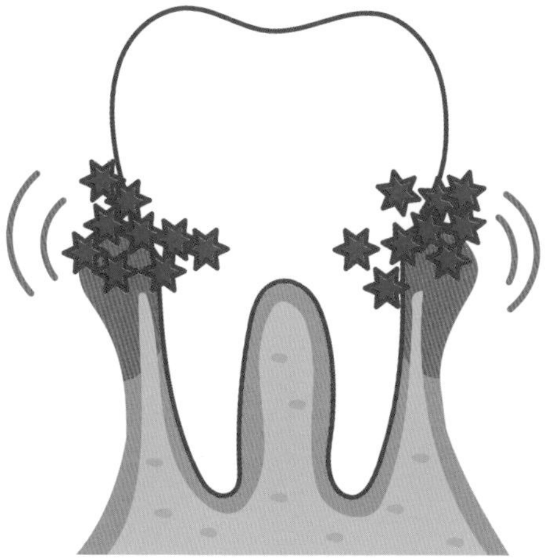

細菌在牙齒和牙肉交接處堆積更多，
進而造成發炎。

是口腔裡的牙齒，另外一個就是細菌，第三個條件是細菌必須能存活，就像生命需要陽光、空氣和水，細菌也需要適合生存的環境與營養，最後一個就是時間，必須要有足夠的時間，讓疾病演化。

吃完東西就刷牙

我們不可能為了避免蛀牙或牙周病，把牙齒通通拔掉；口腔裡也永遠不可能達到無菌的狀態。

而即使我們不進食，口腔裡面的唾液跟黏膜上皮的脫屑，一樣能夠成為細菌的營養來源，「所以口腔疾病生成的四個原因裡，只有一個是我們人類可以控制的，那就是時間，」方致元解釋，「間隔時間固定清潔口腔，是避免口腔疾病發生的重要因素。」

「如果清潔技巧很好，兩次就會清得很乾淨，當然沒有問題，如果技巧不好，就要增加清潔的頻率，」他表示，要清潔到完全乾淨的確很困難，所以一髒就清是比較可行的方法，「我會建議飯後就刷牙，如果飯後還有吃下午茶或是點心，吃完都得再刷牙。每一次吃完東西就要清潔牙齒的確很麻煩，所以只要減少頻繁吃東西的次數就好了。」

由於吃完東西後口中的酸性會馬上增加，如果一直吃一直吃，口腔環境持續維持在酸性，就容易蛀牙，所以間隔開進食時間，吃完食物就刷牙，口腔至少會有段時間保持在乾淨狀態。

讓口腔習慣潔淨的狀態

進食完就刷，除了有效幫助牙齒健康，從美觀的角度出發，還能降低染色機會，因為形成牙菌斑之後再喝咖啡、茶等飲料，牙齒容易染色，所以飯後儘快清潔才能避免，進而擁有一口潔白牙齒。

此外，剛吃完的食物，塞到牙縫裡會有感覺，隨著時間久了，異物感逐漸降低，往往就忘記要清潔，所以最好一吃完食物立刻刷牙或使用牙線，讓口腔習慣潔淨的狀態，久而久之，當口腔不乾淨時，就會想主動清潔。

如果固定睡覺前刷牙，早餐之後也刷牙，那中午以前口腔都能保持在乾淨狀態，就只有午飯後到睡覺前口腔是髒的，那一天二十四小時裡，絕大部分時間口腔都會是乾淨的。

把口腔不乾淨的時間縮愈短，就愈能夠維持口腔的健康。

方致元補充，「大部分人習慣睡前刷牙，就有點像年終大掃除，今天終於不會再吃東西，能好好清潔，然而如果晚餐後都不會再進食，其實晚餐後直接刷牙即可，未必要等到睡前。」

18

刷牙時刷用力點、久一點比較乾淨？

A

絕大多數牙齒生病的人，都是牙齒清潔上出現問題，方致元強調，「九五％以上的口腔疾病，像是蛀牙、牙周病，都可以透過清潔牙齒預防。」

碰到牙周病的病人，周幸華通常第一次門診就是教刷牙，很多人會感到意外，「我都已經刷幾十年了，還要學刷牙？」

「第一次來我都會教怎麼正確刷牙、怎麼選潔牙工具，第二次就要開始教輕輕刷，」她再次強調，「牙齒刷乾淨就好，不需要『鋸』牙齒，刷對位置、輕輕刷。」

不是用力刷就好

很多人覺得刷牙就是要用力刷，其實並非如此。儘管琺瑯質是牙齒最堅硬的部分，但每天用力刷，日積月累，琺瑯質還是會被磨耗掉，或牙齦刷到萎縮，尤其如果是方便施力的橫向刷牙，更容易造成牙齒表面的磨損，讓牙齒受傷。

牙菌斑剛形成時是鬆鬆垮垮的，如果天天刷、早晚刷、吃完東西就刷，基本上只要牙刷刷毛對著牙齒與牙齦交接處四十五度左右，兩顆兩顆的刷，角度對了，輕輕刷幾下就可以刷掉牙菌斑。

周幸華強調，「如果已經積一層厚厚的牙菌斑，牙菌斑愈厚就愈緊密，變成牙結石，再用力刷也沒用了，要找牙醫師洗牙去除牙結石。」

只要清潔做得好，就沒理由蛀牙或牙周病，但為什麼有些人每天都很努力定時刷牙，牙齒還是出問題呢？方致元打了個比方，「這就好像大家都參加一樣的考試，也寫了一樣的考卷，但最後結果每個人的分數都不一樣。」

分數不同，可能因為技巧不好，或是清潔步驟不完全，例如只用牙刷卻不用牙線清潔牙縫，牙齒鄰接面永遠沒有清潔到，或是根本不知道牙縫需要清，也可能覺得很麻煩懶得清，又或是總有死角沒有清潔到，這就像考試時永遠只寫選擇題填充題，都不寫問答題，分數當然只能往下扣。

完整清潔的三大重點

方致元強調，「完整確實的清潔非常重要。」，主要有三大重點：

一、牙齒的每一個面都要清潔

把牙齒看成一個正方體，扣掉牙根部分會有五個面，外側靠近臉頰的，以及跟內側靠近舌頭的，這兩面與咬合面，牙刷可以刷得到，但兩顆牙齒靠在一起的鄰接面，牙刷刷毛永遠無法清理到。方致元強調，「五個面裡其實只有三個面，牙刷可以刷得到，就算把這三個面清得乾乾淨淨，也只有六十分，只要有一點不乾淨就不及格了，日積月累，牙齒當然還是會出問題。」

既然牙齒的鄰接面刷不到，必須使用牙線或牙間刷清潔，而且必須每天清潔，不是久久才清一次。

二、牙齦溝也要刷到

其實，牙齒大部分面積是好清潔的，不管橫著刷、直得刷都清潔得到，困難的是邊邊角角。牙菌斑經常堆積在牙齒靠近牙肉的地方，也就是牙周病會發生的位置，方致元說，「這裡就像是窗框的邊緣，玻璃很好擦，窗框卻不好清潔，清潔牙齒表面是預防蛀牙，清潔窗框也就是牙齦溝，是要杜絕牙周病，兩者都不能漏掉。」

牙齦溝是牙齒跟牙肉中間的縫隙，如果細菌掉在溝裡，黏在牙齦溝裡的牙根表面，牙刷刷毛垂直牙齒，是刷不到牙齦溝槽的，必須用貝氏刷牙法，牙刷要以

貝氏刷牙法

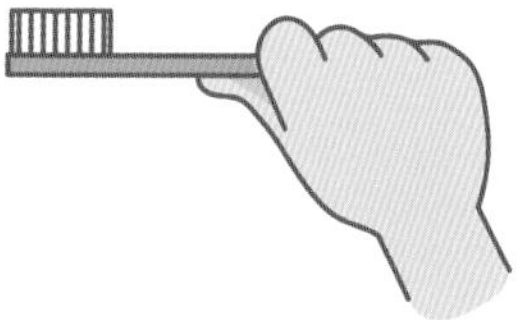

①拇指前伸，然後握住刷柄。

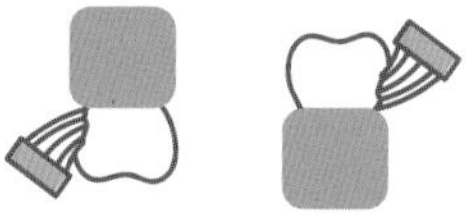

②將牙刷放在牙齒與牙肉交接處的牙齦溝呈45度角。刷上牙時，刷毛朝上，刷下牙時，刷毛朝下。

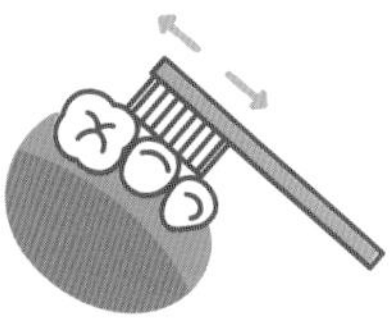

③刷毛橫向短距離移動，每次2～3顆，需來回刷約15下。

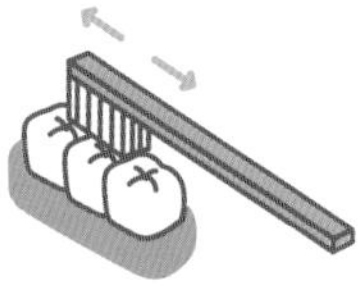

④咬合面也是短距離來回刷。

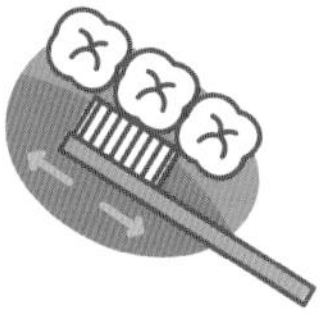

⑤後牙內側也是橫向短距離來回刷。

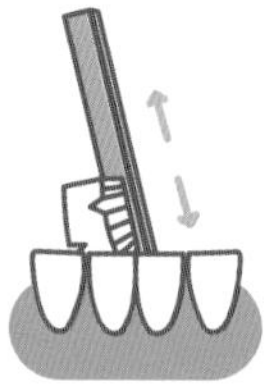

⑥刷前牙區內側時，牙刷轉成正刷。

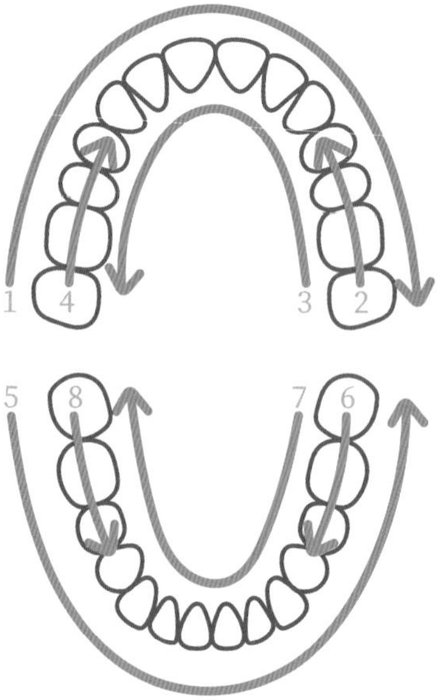

⑦刷牙的順序有好記的口訣，是右邊開始右邊結束，上面刷完刷下面。

四十五度對著牙齒和牙肉刷，方致元說，「這動作就是在清潔窗框，往上刷的時後，就是把窗框裡的細菌清出來，順便再清潔平滑面。」

三、刷牙時要有意識地刷

他強調，「刷牙時間多久不是重點，而是刷牙時要有耐心，心裡面要有意識現在是在清潔哪部分，所有牙齒每個面都要全部清潔才結束，而不只是計算時間。」

刷牙就像洗碗，不會刷一下就乾淨了，每一處來回五到十下很正常，包括使用牙線，全口清潔完大約需要十幾分鐘，即使非常熟練，也要花上五分鐘。中年之後牙齦萎縮死角會更多，清潔會變得更複雜，需要花更多時間在口腔清潔上。

「清潔改善後，很多牙齒疾病就會停止惡化，」因此方致元非常建議額外跟牙醫師約診，討論自己的口腔清潔是否確實，有沒有哪部分需要改善，同時也更了解自己的口腔健康狀況，透過幾次醫師回饋後，就可以達到良好的清潔能力。

19

用牙線或牙間刷好麻煩，一定要用嗎？如何使用才是正確？

A

想要完整清潔所有牙齒的鄰接面，每天都必須使用牙線或牙間刷，才算完成所有口腔清潔的步驟。

「很多人誤以為用牙線，是要剔除牙縫中的食物殘渣，只是替代牙籤，」周幸華強調，牙籤與牙線完全不同，「牙籤表面沒有刷毛，完全無法刮除牙齒鄰接面的牙菌斑，不具清潔作用，最多只能把牙縫裡的食物推出去，甚至牙籤使用不當，會戳到牙肉，反而傷害了牙齦。」

正確使用牙線的方法

然而很多人即使用了牙線，卻因為方法不對，沒有正確清潔到牙齒根部。

使用牙線時，應該先截取一段四十五公分的牙線，將牙線繞在其中一隻手的中指第二節，剩下牙線則繞在另一隻中指第二節，掌心握緊後翻轉兩手，讓拇指與食指呈四方形，兩拇指可輕觸，用一手拇指和另一手食指壓住一段牙線，從兩顆牙齒間的接觸點輕輕滑進去，但要避免太過用力往下切到牙肉，傷害到牙齦。

牙線向下推到牙齦後，對著其中一顆牙齒彎成「C」形，包覆住整個牙齒，緊貼著牙齒輕柔上下滑動，刮除牙齒表面的牙菌斑，而不是前後「鋸」牙齒。完成後再以同樣方式清潔同個牙縫中的另一顆牙齒，也就是每個牙縫的左、右兩邊牙齒都要清潔一次。

用過的牙線段黏滿細菌，就往牙線少的中指捲，然後用下一段新牙線清理下一個牙縫，直到反覆清完所有的牙縫。

常見的牙線種類分為含蠟、無蠟、微蠟，微蠟牙線比較適合剛開始使用的新手，而無蠟牙線摩擦力比較大，清潔效果較好。

牙縫變大時要改用牙間刷

由於國人三十五歲以上約九五％都有各種不同形式的牙周問題，牙周病會造成齒槽骨萎縮，牙縫就會變大，這時光靠牙線就不夠了，而要使用牙間刷。

牙間刷常見的錯誤使用方式，就是把它當成牙籤用。其實，牙間刷的正確使用方

依牙縫大小選擇牙間刷

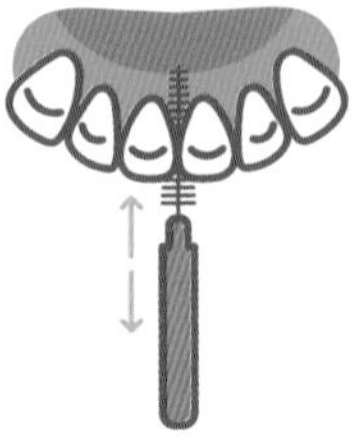

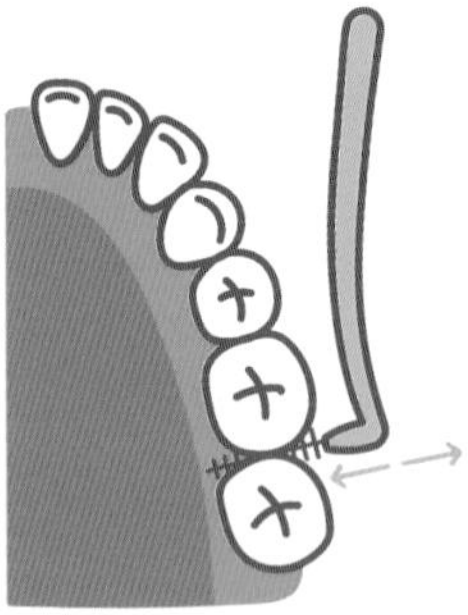

牙間刷分為I型（適合前牙）與L型（適合後牙），需以牙縫大小選擇牙間刷，若是牙縫太小，則應使用牙線來清潔。

將刷毛深入牙縫，並且緊貼牙齒或是牙根，前後移動刷頭。清潔後排牙齒時，要以X型的方向來回清潔。

使用牙線需緊貼鄰接面

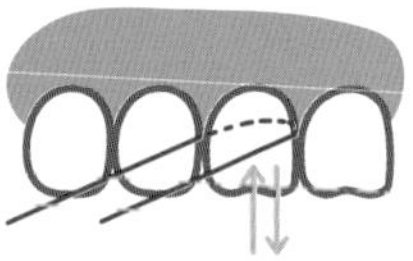

使用牙線時，必須緊貼住牙面，繃緊成C型，上下移動摩擦牙齒兩側的鄰接面，須避免前後鋸的動作，以免傷到牙齦。

法，是把牙間刷輕輕推入牙縫，緊貼其中一側的牙根表面來回刷幾次，清潔完後再刷另外一面，並不是同時刷到兩面。使用時，要依據每個牙縫大小不同，替換不同的牙間刷，直到清潔完所有牙縫。

「牙縫特別大的人，如果把牙間刷放在牙縫正中間，可能左右牙齒都只是輕輕碰到，等於沒有刷到牙齒，」周幸華形容，「就好像刷皮鞋時，刷子只是飛過鞋子表面，刷子沒有碰到鞋子，根本刷不乾淨。」

市售牙間刷的形狀分為I型、L型，I型較適合前牙使用，而L型則方便後牙使用。牙間刷尺寸大小選擇，以能夠輕輕放進去牙縫的最大尺寸為優，千萬不要勉強塞進去，才不會傷害牙齦。

「使用牙線或牙間刷會把牙縫撐大，是一種自己的想像，」周幸華強調，正確使用牙線或牙間刷，都不會讓牙縫變大。反而是不用牙線或牙間刷清潔牙齒鄰接面，會讓細菌不斷堆積，導致齒槽骨被破壞，造成牙縫變大。

20

要先刷牙還是先用牙線？有差別嗎？

A

要先刷牙還是先用牙線？答案並沒有一定，如果先用牙線清潔完牙縫，之後再使用牙膏刷牙時，牙膏可以觸碰到鄰接面，能多提供一層氟化物的保護效果，不過方致元坦言，「不一定非得這樣不可，以國人目前清潔牙縫的狀況，有使用牙線就已經很不錯了。」

中午時間使用牙線比刷牙更好

「牙齒鄰接面是牙周病最容易發生的部位，可是國內有多少成人每天使用牙線？」周幸華指出，「細菌躲在牙齒跟牙齒中間，牙刷刷不到，也不使用牙線或牙間刷，細菌從此無憂無慮快樂生活下去，就會造成蛀牙、牙齦發炎及牙周病等問題。」

在歐美國家，使用牙線是日常生活的一環，很多人會隨身攜帶牙線，用餐完立刻清潔牙齒，方致元指出，「中午時間使用牙線比刷牙更好，因為舌頭動一動、嘴巴動一動，就可以清潔到平常牙刷可以刷到的牙齒面，但是牙縫卻沒有辦法，因此清潔牙縫反而更需要。」

儘管隨著國人口腔衛生觀念提升，大部分人知道光用牙刷清潔不夠，但卻沒有多少人真正每天使用牙線。有些人即使用了，卻只是用牙線剔除牙縫中的食物殘渣，如此並沒有達到清除牙菌斑的功效。

很多人不喜歡用牙線，抱怨使用牙線會痛，常常會流血，很容易傷到牙齦，周幸華強調，「這並不是工具的問題，是使用者操作錯誤，沒有正確使用。」

牙線棒的清潔效果遠不如牙線

不少人放棄牙線，是因為覺得牙線操作很困難，太花時間，尤其清潔後牙區更是困難，「牙線要能操作上手，的確要花上一段時間練習，但如

不建議使用牙線棒的四大理由

1. 有些牙齒較長或牙齦萎縮嚴重，牙線棒的塑膠弓會被牙冠卡住，無法卡到底清潔牙根表面。
2. 同一支牙線棒重覆使用，會將細菌和牙菌斑不斷帶往下一顆牙。
3. 無法清潔牙橋或矯正線下方。
4. 多數牙線棒使用的材料不是牙線，且在塑膠柄上無法繃緊，不能像牙線有效地把牙菌斑刮下。

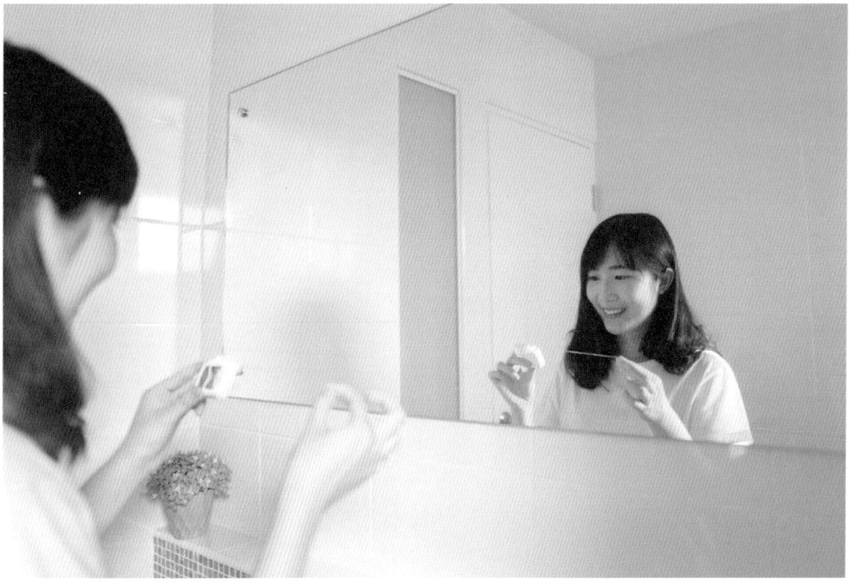

牙線的主要功能是清除牙菌斑，
每天使用才能有效清潔牙齒。

果天天用，很快就熟能生巧，」方致元指出，「幾次下來之後就會有手感，會發現牙齒鄰接面刮過去變光滑，沒有阻礙，就是清潔乾淨了。」

有些人會因為方便而選擇牙線棒，但牙線棒的清潔效果遠遠不如牙線。牙線棒被弓形棒固定，不能彎成C型包覆住牙齒，僅僅只能清潔到一小段，所以只能做為「應急」的潔牙工具。

而且如果重複使用同一根牙線棒，會把刮出來的細菌帶到其他牙縫，本來沒問題的地方反而受到感染，因此一定要更換牙線棒，才能將全口牙齒清潔完畢。

「不過有使用牙線棒，當然至少比完全沒有清潔牙縫來的好一些，」周幸華說，「使用潔牙工具重點是兩個，一個是有沒有使用？有清潔當然是好一點，接著是有沒有用對？如果工具都用對了，那大部分口腔疾病絕對都可以預防。」

21

醫師說定期洗牙很重要，但會不會把牙縫愈洗愈大、牙齒更敏感？

A

洗牙的正確名稱是「牙結石清除術」，也就是清除口腔裡的牙結石。吃東西後大約五至十五分鐘後，牙菌斑就會開始形成。黏附在牙齒上的牙菌斑吸收唾液裡的礦物質，會愈來愈硬，吸收聚合成為牙結石，因為牙結石具多孔性，會隨著時間繼續吸附更多細菌。

洗牙是清除牙結石

牙結石經常累積在下顎前牙及後牙牙縫內。牙結石本身帶有大量細菌，會持續在被覆蓋住的區域釋放毒素，破壞周圍牙齒結構及牙周組織。

方致元說，「牙齒出現牙縫，是沒有辦法再恢復了，有一些人會以為牙縫變小，是牙齒狀況變好了，事實上恰好相反，是因為產生牙結石的關係，口腔健康其實是惡化了。」

一旦生成牙結石，再怎麼用牙刷搭配輔助藥劑，都沒辦法清除，必須到牙醫門診洗牙，才能去除牙結石。

所謂「洗」牙，並非像許多人想像的，是用高壓水柱把牙結石沖下來。目前牙醫診所大多使用超音波洗牙機，利用超音波震碎牙齒表面上的牙結石，清潔過程中同時會噴水降溫，並不是靠水在沖洗牙結石。

敏感性牙齒是因為牙本質小管裸露，但如果牙本質被牙結石蓋住，阻擋了外界的刺激，病人就不會感覺到酸痛。不過洗完牙後，牙結石被清除掉，原本被覆蓋的敏感區域露了出來，所以有些病人洗牙後覺得牙齒反而變敏感，但這種敏感通常幾個星期內就會恢復。

洗牙後，病人也常常會有流血的情況。這不是因為洗牙受傷，同樣是因為清除牙結石後，原來被牙結石覆蓋住的牙齦發炎部位露出流血。

洗牙不會傷害牙齒

無論是覺得牙縫變大，或是流血、牙齒敏感，都是因為清除掉牙結石所造成。方致元強調，「洗牙是不會傷害到牙齒的，除非你牙齒本來就是脆弱的，但那也是因為牙齒問題本來就存在，洗牙只是把問題凸顯出來而已。」

清除牙結石之後，支持牙周的結構不一定會長回來，但是至少會恢復到比較健康的狀態。

「其實半年一次到牙醫門診，並不是為了洗牙，而是口腔衛生檢查，」他指出，透過每半年的口腔檢查，在口腔疾病發生初期，就能及時治療防止繼續惡化，通常在這次檢查中，如果有需要醫師會一併洗牙。

口腔健康維護責任在自己身上，「治療只是停損或補救，自我照護才是維持健康的關鍵，」方致元強調，「看醫生的觀念應該要改變，不只著重怎麼治療，還應該了解如何在日常中，靠自己把牙齒清潔好、照顧好。如果全年三百六十五天都不好好清潔，只靠每半年一次看牙醫也是成效不彰。」

第五章

口腔的小事，健康的大事

22 牙齒排列不整齊會有什麼影響？需要矯正嗎？

A

整齊的牙齒排列，除了美觀之外，也有咬合咀嚼功能，並且有助於維持口腔健康。

北醫附醫牙科部齒顎矯正科主任鄭信忠指出，「齒列不正會影響美觀、咀嚼功能以及口腔健康，而這三方面問題會交互作用。」

而根據WHO的資料顯示，全球

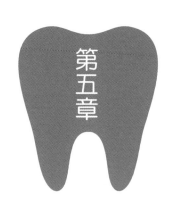

每十個人，就有七個人，有不同程度的齒列不正情形。

咬合問題影響大

牙齒排列最完美的情況，是沒有任何的歪斜或不整，也沒有擠壓及間隙。正常的牙齒咬合，是嘴巴合起來時，上前牙咬在下前牙的外面，且兩者切緣必須有一定距離的「水平覆蓋」與「垂直覆蓋」，各約〇．一至〇．二公分。

如果牙齒排列擁擠不整齊，食物殘渣就容易堆積，不容易清潔乾淨，導致蛀牙、牙周病等疾病，也會產生口臭。而往外突的門牙，容易在跌倒或碰撞中受傷斷裂；偏離正常齒列的牙齒，也會咬到嘴唇或臉頰，造成口腔黏膜受傷，又或是因為深咬，即上下前牙切緣水平距離過大，使得下前牙切緣常咬到上前牙後面的牙肉，導致牙齦發炎，進食困難。

由於上下排牙齒分別長在上下顎骨上，因此咬合不正也會影響顎骨正常發展，例如兩側咬力不平均，會造成臉型左右的不對稱，也會引起顳顎關節障礙症。

牙齒同時擔負著進食時咀嚼的重責大任，如果因為咬合問題，無法正常咀嚼直接把食物吞下肚，會增加腸胃負擔，甚至影響腸胃消化。

咬合不正也會形成發音障礙或口齒不清，如果上下牙無法覆蓋，而呈現開放的狀態，發音時會「漏風」，沒有辦法正確發出「ㄈ」這種唇齒音，講話時也容易噴口水。

牙齒外觀也會影響人際關係

根據調查，中小學生在學校遭到霸凌，大多與身體外貌有關，其中就包括了「暴牙」或「戽斗」，很容易被同儕嘲笑、欺負，進而產生自卑、不安等心理障礙。

接觸過許許多多的齒顎矯正病人，鄭信忠看過許多人因為牙齒外觀問題，影響了人際交往，「在矯正之前，都可以感

小辭典

正常牙齒的水平覆蓋與垂直覆蓋

正常人類的上下前牙咬合有一定的關係，即上前牙的切端會咬在下前牙切端的前面，若從上前牙的切端到下前牙表面的水平距離，稱為「水平覆蓋」(overjet)，正常約1～2公釐，上前牙的切端到下前牙切端的垂直距離，稱為「垂直覆蓋」(overbite)，正常約1～2公釐。

若「垂直覆蓋」小於零，表示上下前牙咬不到，稱之「開咬」，若「水平覆蓋」為負值，表示下牙切端在上牙切端的前面，稱之「倒咬」或「錯咬」。前述兩種都是咬合異常，須經牙齒矯正治療來改善。

覺他總是頭低低，說話也小小聲，不太敢張開嘴巴，但經過齒顎矯正後，牙齒變漂亮了，外觀也改變了，自信心也跟著提升，能放心大膽的露出笑容，合照時不再躲角落，甚至會站到最前面。」

而怎樣的情況才需要做齒顎矯正呢？鄭信忠說，「一般人可以主觀的先自我初步判斷，例如覺得牙齒不好看、吃東西時卡卡的不方便等，可能都是有齒列和咬合問題，但是否需要矯正，還是需諮詢專業醫師，從美觀、咀嚼功能和口腔健康三方面綜合評估，才能做判斷。」

23 常覺得口乾舌燥，是不是容易蛀牙？該如何改善？

口水能夠幫助人體消化食物，還能夠對抗口腔細菌，是口腔健康重要的把關者。

A

唾液含有溶菌酶、乳鐵蛋白、免疫球蛋白IgA（Immunoglobulin A）以及黏液。黏液會潤滑口腔表面，這些成分交互作用後，會黏覆包裹住外來的微生物菌再吞下肚，因此可以帶走口腔裡的細菌，避免細菌附著停留在口腔裡造成口腔疾病。

唾液可以中和口腔內酸性環境

每次進食後，口中酸鹼值就偏向酸性，會侵蝕牙齒表面的琺瑯質造成蛀牙，而唾液可以中和口腔內的酸性環境，降低蛀牙發生率，且唾液也有幫助牙齒再礦化修復的功能。

想刺激唾液分泌，可以轉動一下舌頭，所以吃完食物後，動動舌頭舔一下牙齒，可以利用唾液做基本的口腔清潔，這也是為什麼在睡覺時，由於口水分泌減少，口腔最容易滋長細菌。

換句話說，唾液是口腔健康的一道重要防線，讓口腔具有自我清潔能力，因此當唾液分泌量減少，口腔細菌量就會孳生，提高齲齒與其他口腔疾病發生率，也會導致口臭，又或是引起牙齦疾病、口腔潰瘍等。例如毒癮病人，因為用藥使得唾液量減少，經常是滿口猛暴性蛀牙；因為口乾，唾液的自清能力降低，也可能引發念珠菌感染。

口乾舌燥原因很複雜

那如常常果感覺口乾舌燥，需要擔心唾液分泌不夠嗎？

「口乾聽起來很簡單，但其實診斷上很複雜，沒有找到原因對症下藥，只有多喝水也無濟於事，」雙和醫院牙科部口腔內科主治醫師巫仰哲說。

口乾舌燥是一種主觀的感受，像是「感覺舌頭粗粗的，嘴巴口水很少」、「喝完水還是覺得嘴巴很乾」等，但引起口腔乾燥的原因相當複雜而多重，像是隨著年紀增長，正常唾液組織會被脂肪組織取代掉，腺體愈來愈少，唾液量就變少，或是一些自體免疫性的疾病，較常發生在婦女，可能是因為賀爾蒙的原因，也可能使得唾液量減少。

像是脫水、維他命不足、內分泌失調、糖尿病、巴金森氏症、神經疾病、甚至心理疾病，壓力過大、情緒緊繃，都可能引起口乾。

而一般中老年人比較擔心的是罹患乾燥症。

乾燥症是種全身性的風濕免疫疾病，因為免疫系統失調錯亂，攻擊自身腺體，病人會眼睛乾澀以及口乾舌燥，但巫仰哲強調不必過分擔心，「在臨床上，十個因為口乾求診的病人中，大多都不是乾燥症。」

口乾舌燥的原因如果因為老化，是生理自然現象，可以靠藥物輔助，刺激副交感神經，增加唾液腺分泌；如果是用藥問題，則可以從調整藥物著手，例如由於唾液受副交感神經影響，服用副交感神經相關藥物，像是抗抑鬱劑、抗組織胺等，也會減少唾液腺分泌，這時醫生就可以調整藥物使用。

至於乾燥症這種自體免疫的問題，則要進一步尋求風濕免疫科的協助。

24 咀嚼能活化大腦，降低失智風險嗎？有何方式可以鍛鍊口腔肌肉？

由於日本已是高齡化社會，對於咀嚼與失智有相當多研究。日本厚生勞動省曾統計，失去牙齒而無法咀嚼者，罹患失智症的風險是牙齒保有二十顆以上者的一・九倍。

A

也有日本醫學研究團隊針對咀嚼與腦部狀態關係做過實驗，提出「透過嚼口香糖的動作，可望活化腦部功能、防止腦部衰弱」的論點。

咀嚼為什麼和失智有關？主要是咀嚼過程中，牙齒的感覺神經會傳達訊息給大腦，刺激腦部活動，如果喪失咀嚼功能，就會減少對腦部的刺激。

「但如果就這樣直接把『咀嚼』，連結到『能預防失智』，太過於跳躍，」周幸華持保留態度，「其實，我們的目標應該放在盡可能維持口腔健康，保持咀嚼功能，不要因為年紀大，而失去口腔該有的功能，才能正常的吸收營養，維持住身體健康機能。」

「口腔衰老」是日本銀髮族耳熟能詳的概念，口腔衰弱經常會反映出生理、心理及社會交友互動等，各方面問題，可以透過及早復健治療方式，停止惡化甚至是逆轉衰弱。

小心口腔衰弱找上門

臺灣六十五歲以上長者平均每十人就有一人患有輕度以上吞嚥障礙，而一般平均在四十歲以後，口腔肌肉群及吞嚥肌肉群就會開始退化。

「如果吃東西經常噎到、喝東西容易嗆到，吃飯時飯菜容易從口中掉落在桌上，甚至說話口齒不清，或是口臭變嚴重，經常覺得口乾舌燥，」周幸華提醒，「這些很可能都是口腔衰弱的徵兆。」

口腔衰弱若進一步變成口腔機能低下，就無法好好吃東西，可能會導致營養攝取不足或不均衡的問題，或因為經常嗆咳誤嚥，引起吸入性肺炎。

如果出現口腔衰弱徵兆，應該先至牙科檢查有沒有牙周病、齲齒、牙齒脫落等問題需要治療。

因為擁有健康的牙齒，才能正常飲食，保護好牙齒，才能守住健康。假使牙齒方

口腔衰弱自我檢查表

透過八個問題，快速自我測驗，了解你的口腔是否有衰弱問題。
請依照自身狀況評估勾選「是」或「否」，並計算對應選項點數。

問題	是	否
跟半年前比，吃硬的食物變得比較困難	2	0
你是否有時會被茶、湯等嗆到？	2	0
是否有戴活動假牙？	2	0
是否有口乾的症狀？	1	0
跟半年前比，外出活動變得比較少	1	0
可以吃類似像魷魚絲，蘿蔔乾類的堅韌食物	0	1
每天至少刷牙兩次以上	0	1
一年至少看一次以上牙醫	0	1

檢核結果：

合計點數	結果
0～2點	口腔衰弱的風險低
3點	有口腔衰弱的風險
4點以上	口腔衰弱的風險高

資料來源：公益社團法人日本齒科醫師會

面都沒有問題，則可以轉往復健科，接受肌肉力量的評估和進一步訓練。

訓練口腔肌肉的方法

想要維持口腔健康，避免口腔衰弱，可以多選擇原型食物，少吃精緻加工或太軟的食物，周幸華指出，「不要覺得年紀大了就應該吃軟的東西，如果愈不咀嚼，經常只吃軟不吃硬，咀嚼功能就會退化，接著就漸漸開始吃起流質食物，最後會喪失了咀嚼功能。」

「網路上有許多版本的健口操，高齡者都可以參考，跟著做，可以鍛鍊舌頭、訓練口腔周圍肌肉的靈活度，」周幸華指出，例如衛福部的版本中建議，每天十分鐘，透過深呼吸、活動肩頸手臂、舌頭運動、唾液腺按摩、發音練習等動作，強化吞嚥咀嚼相關肌群的力量，以維持口腔機能，讓高齡生活有良好的品質。

25 多吃哪些食物有助於口腔保健？哪些食物少吃為妙？

A

「在沒有特殊疾病情況下，一般人並不需要為了口腔健康特別多吃哪一類食物，」巫仰哲解釋，例如很多人以為促進牙齒健康要多多補充鈣質，事實上，鈣的確是牙齒不可或缺的營養素，對小孩還可以有點用處，然而吃進更多的鈣，對成人來說也不會讓牙齒更加強壯。

均衡飲食是重點

巫仰哲強調，「只要均衡飲食，就幾乎可以涵蓋口腔健康所需的營養素。」以下提供兩個飲食重點，可以把握：

一、戒除壞習慣

巫仰哲表示，「避免抽菸、嚼食檳榔，戒除這類對口腔健康嚴重危害的習慣，其實更重要。」

抽菸、嚼食檳榔不只會造成一般人認知中的牙齒變黑黃，或常聽見的口腔癌，菸草還會破壞骨質與軟組織，影響牙周健康，容易造成牙周病、掉牙；檳榔粗纖維加上石灰顆粒，會使牙冠嚴重磨損，而檳榔子成分和檳榔素，也會破壞牙周組織。

二、少吃太堅硬的食物

另外，喜歡咀嚼質地堅硬的食物，會讓牙齒承受相當大的壓力，對牙齒造成傷害。雖然堅果富含營養價值，但有些人長期沒事就嗑瓜子，結果造成牙齒受損，門牙形成一道V形凹陷，琺瑯質被磨損，引起牙齒過敏酸痛，更嚴重可能會有牙齒隱裂的風險，因此吃堅果類食物要適量。除了堅果這類堅硬的食物外，也要避免習慣咬冰塊，或用牙齒直接咬螃蟹殼等習慣。

找出嘴破或牙齦發炎原因

談到口腔保健，很多人在牙齦發炎或是嘴巴破的時候，習慣吞維他命B群或是維他命C救急。

口瘡也就一般人說的嘴破，常出現在舌頭、軟顎、嘴唇內側和雙頰內側。很多人覺得嘴巴破就是要補充維他命，巫仰哲指出，像是缺鐵性貧血、缺乏葉酸都會影響病人口腔健康，維他命B群、維他命C對黏膜修補有些幫助，能加速傷口癒合或消

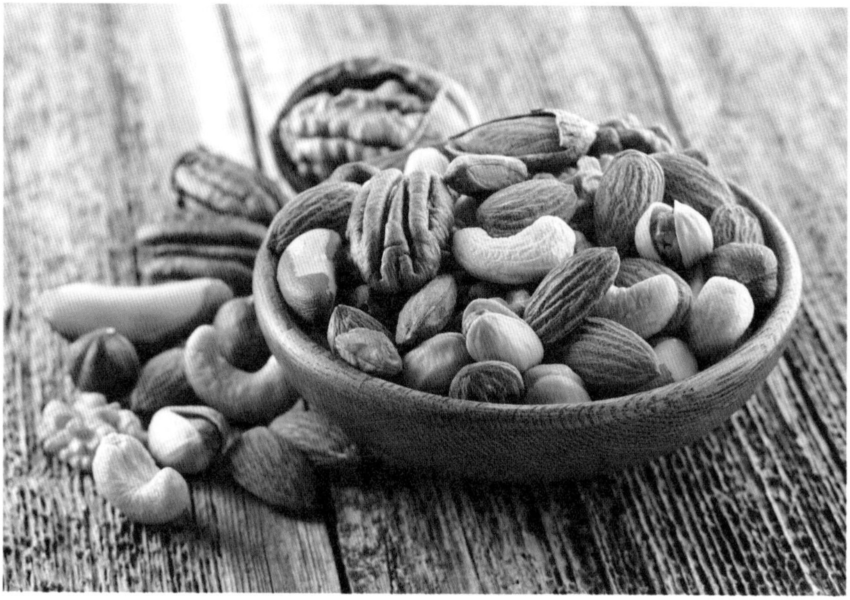

堅果富含營養價值，但也因質地堅硬，
食用要適量，以免造成牙齒受損。

炎，年長者的確可以補充。

然而，如果牙齦發炎是因為牙菌斑堆積太多，沒有對症下藥，即使補充再多維他命也沒有用，所以還是要先弄清楚發炎的原因。

「很多系統性疾病，第一個發作的位置常常出現在口腔，」巫仰哲也提醒，「像是腎上腺不足的病人，會在口腔黏膜上發現黑色斑塊，又像是白血病，經常一開始就是牙齦突然腫起來。」口腔狀態會隨著身體健康狀況起變化，一般人常講的「火氣大嘴破」，產生反覆性口瘡或是扁平性苔蘚，其實都和免疫系統問題相關。

在牙醫臨床上，也不乏因為看診發現罹患糖尿病的案例。周幸華談到，「常有病人在治療口腔問題時，牙周發炎紅腫情況非常嚴重，提醒他趕快去驗血糖，果然發現了糖尿病。」

一般而言，口腔裡的黏膜會自我修復，正常狀況口腔裡的傷口七到十天就會痊癒，如果超過兩個星期都沒有癒合，就要進一步諮詢醫師。

26

睡覺時會磨牙需要看醫生嗎？有什麼方式可以治療？

很多會磨牙的人並不覺得有什麼困擾，之所以登門求診，往往是因為磨牙聲音太大，吵到枕邊人，又或者是因為已經把牙齒的琺瑯質都磨損掉了，碰到冷或熱都會酸痛不已。

A

每天夜晚上下牙齒不斷地磨牙，容易讓牙齒的琺瑯質被磨耗掉，咬合面被磨平。如果磨損到讓牙本質外露，會形成敏感性牙齒，容易酸痛，也會造成咀嚼肌疼痛、顳顎關節緊繃酸痛，甚至造成顳顎關節障礙，影響到咀嚼、吞嚥、講話，更甚者會改變臉型。

而磨牙時，手腳肌肉也會跟著緊繃，造成呼吸心跳加快，血壓上升；會磨牙的人晚上也往往會失眠，沒能好好休息睡覺。

造成夜間磨牙的原因，包括咬合不正、心理因素的不安全感、肌肉關節的控制問題、顳顎關節創傷以及神經傳導問題等，多半不是單一成因，而是多種因素交互影響，其中，最常見的是咬合不正加上心理焦慮。

由於壓力緊張、焦慮，沒有安全感，在晚上入睡後，下意識地「咬牙切齒」，鄭信忠說，「磨牙之所以會發出這麼大的聲響，是因為磨牙時的咬合力道，可以達到五十公斤以上，牙齒很可能會被咬碎，這是在白天有意識時沒有辦法做出的動作。」

如果因為磨牙產生酸痛，要暫時避免吃太硬的東西，也不要咀嚼口香糖或堅韌食物，減少牙齒繼續磨耗。

臨床治療上，可開立止痛藥、肌肉鬆弛劑來緩解急性疼痛，並製作咬合板。晚上睡覺時套在牙齒上，隔開上、下排牙齒，讓牙齒得到緩衝休息，避免繼續磨損。

但使用咬合板只是治標，暫時停止牙齒再繼續磨耗，還是要找到原因治本。

如果起因是咬合不正，就要透過齒顎矯正治療。

解除壓力來源才是根本

除了咬合不正外，會磨牙的人經常是個性比較容易緊張，或是壓力太大，鄭信忠往往會詢問登門求助的病人，最近生活是不是太忙、太累了，建議先放慢生活步調，做個SPA、泡個澡等，試著放鬆自己，但最終解除壓力來源才是根本。

「很多上門求診的磨牙病人，可能都面臨某些焦慮或困擾，像是財務出問題，或是婚姻有狀況等，」他說，有時候懸在心上的問題解決了，磨牙情況也會自動消失。

「看不見的原因是最棘手的，」鄭信忠強調，有時候病人可能自己也搞不清楚藏在潛意識中的焦慮來源是什麼，這時建議尋求精神科或心理師的協助，配合身心科評估治療，否則磨牙會跟著你，一輩子擺脫不掉，即使有時候暫時停止，但隨著壓力一上升，又會開始磨牙。

27

腰痠背痛、脊椎側彎和駝背，都跟咬合不正有關？

A

「曾經有小朋友因為齒顎矯正來求診，一進門我就看到他有非常明顯的脊椎側彎，趕緊建議家長帶他到復健科矯正姿勢，」鄭信忠說，尤其發育期的孩子，姿勢不良會影響各方面的生長發育，出現高低肩、彎腰駝背等，在齒顎矯正的同時，也要矯正姿勢，才不會錯失黃金期，讓孩子可以健康成長。

咬合與體態有關係

乍看之下咬合和體態姿勢似乎八竿子打不著，事實上，咬合和身體重心位置關係密切，也會引發許姿勢不良。

一、駝背

下顎對於維持全身重心平衡相當重要，一旦出現歪斜，身體為了保持平衡，就會跟著調整其他部位，可說是牽一髮動全身。如果把下顎往前推，就會發現身體為了要平衡避免跌倒，頸椎會自動一直往前，變成駝背的姿勢，才能避免摔倒，反之如果把下顎一直往內縮，身體各部位又必須再重新修正，才能維持住站姿。

咬合不正的人也經常會駝背，但到底是因為咬合有問題，導致下巴必須往前推，造成了駝背，又或是因為駝背，所以只好把下顎不斷往前推，哪個是因、哪個是果並不得而知。

二、脊椎側彎

如果習慣只用一邊咀嚼，頭部為了平衡就會往左或右偏，長期下來就會讓姿勢歪斜，因為姿勢不正，身體為了要保持平衡，脖子、肩頸、脊椎到骨盆，就得跟著改變角度，變得歪斜。姿勢不良自然就容易腰痠背痛，因此咬合不正經常伴隨著這些不適感。

咬合不正與顳顎關節障礙

顳顎關節掌控著嘴巴開關，也和咬合息息相關。顳顎關節障礙，是一種多發性因素疾病，不是單一因素所引起，而咬合不正是其中之一。

如果咬合不正，顳顎關節活動時會不順暢，要把嘴巴打開或關上，顳顎關節都必須不正常的扭曲或拉張，如此長久下來引發顳顎關節障礙，下巴和咀嚼肌都會感到緊繃或疼痛不已，也由於咬合所使用的肌群，和頸椎及肩膀相連，因此，連帶影響了肩頸不適或痠痛，更嚴重的話，還會導致偏頭痛及耳鳴等問題，形成一連串的連鎖反應。

有相當高比例的脊椎側彎病人，同時也有顳顎關節咬合問題。

「姿勢不良和咬合不正是雞生蛋、蛋生雞的問題，」鄭信忠強調，「到底是因為脊椎問題造成咬合不正，還是因為咬合問題影響了脊椎，這方面並沒有定論，但臨床可以確定的是，兩者互相牽動影響，常可以看到有咬合問題的病人，也伴隨著駝背、脊椎側彎等問題，因此，齒顎矯正和姿勢矯正如果能夠雙管齊下，效果會更好。」

PART 3

牙周病和蛀牙不是小問題

只要感到牙齒不舒服，都應該就醫檢查，及早介入有助於改善症狀，避免影響全身健康。

諮詢醫師

王進瑋／臺北醫學大學牙醫學系副教授、北醫大附設醫院牙周病科主治醫師

謝松志／臺北醫學大學牙醫學系教授、牙髓病學科主任

黃茂栓／臺北醫學大學口腔衛生學系教授、雙和醫院牙科部主任

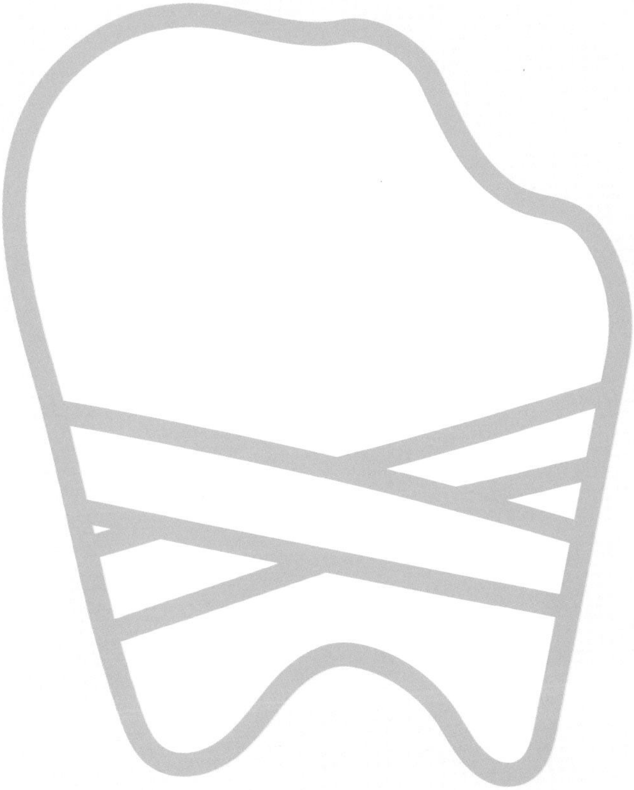

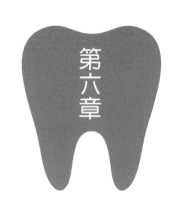

第六章

九成臺灣成人有牙周病？

28 只要一吃冰，牙齒就會刺痛酸軟，這是敏感性牙齒？要看醫生嗎？

A

「真羨慕能大口吃冰的人，我的敏感性牙齒真是折磨，別說吃冰，吹到冷風都不舒服！」

在酷熱炎夏吃喝透心涼的冰品飲料是莫大享受，但對敏感性牙齒病人來說，卻像是接受酷刑一般，只要冰冷食物一接觸到牙齒，甚至僅接觸到冷空氣，不舒服的「酸軟感」立刻湧現，酸軟麻刺，甚至有像觸電的感覺，實在沒勇氣再吃第二口。

造成牙齒敏感的四大原因

北醫大附設醫院牙周病科主治醫師王進瑋表示，造成牙齒敏感的原因很多，主要是因為刷牙不當、蛀牙或牙周病導致牙齦萎縮、牙根暴露，造成牙本質小管暴露，使得牙齒對冷或熱的溫度改變很敏感。

敏感性牙齒雖不是嚴重的牙科疾病，但可視為牙齒健康亮紅燈，而且可能會嚴重影響生活品質，要多加留意。

生活中可能導致牙齒敏感的原因有以下四個：

一、喜歡喝碳酸飲料、吃甜食

喜歡喝碳酸飲料、經常吃甜食的人，是敏感性牙齒的高危險群。因為碳酸飲料和甜食會造成牙齒酸蝕和牙菌斑堆積，使牙齒外層的琺瑯質遭到破壞，形成「去礦化」現象，導致內層較為敏感的牙本質暴露，進而出現對冷熱過度敏感的反應。

二、磨牙或喜歡吃堅硬的食物

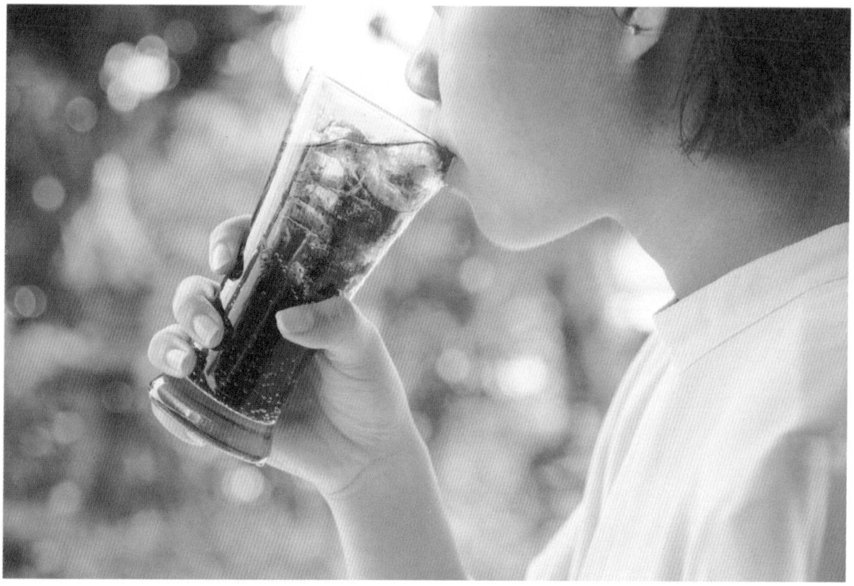

頻繁食用碳酸飲料或甜點，
口腔處在酸性狀態而腐蝕牙齒，造成牙敏感。

喜歡咬硬物、吃堅硬食物，以及磨牙病人，因為容易磨耗齒質或造成牙裂，也比較容易出現牙齒敏感的情況。

三、刷牙方式錯誤導致牙齒不當磨耗

牙齒的不當磨耗也是牙敏感的常見原因，例如錯誤的刷牙方式和太過頻繁的刷牙，經年累月都可能造成齒質耗損，尤其是齒頸部磨耗時，牙根容易暴露，形成敏感牙齒。

臨床上常見齒質耗損的牙齒敏感區，多在左邊齒排，尤其是犬齒和小臼齒這些位置，可能與多數人慣用右手刷牙，習慣不自覺的多清刷左邊牙齒，長期下來特別容易讓這幾顆牙齒磨損。

四、吃完酸性食物後立刻刷牙

吃酸性食物後立即刷牙，例如一吃完橘子、喝完檸檬汁馬上刷牙，也容易造成牙齒磨耗，進而導致牙本質暴露。這是因為酸性食物會軟化琺瑯質，如果不先喝水或漱口，直接刷牙，會對琺瑯質形成嚴重破壞，形同「軟土深掘」，久而久之牙本質就暴露出來。

至於有些病人在洗牙、治療牙周病後會出現短暫性的牙齒敏感現象，主要是因為

洗牙和牙周病治療，會將牙根表面的牙結石去除，使牙根露出，尤其是牙結石比較多的病人，洗完牙後，牙齒暴露在口腔外的面積會較多，可能會覺得有些不適，但這類敏感不適大部分都是暫時的，只要維持良好的口腔清潔，幾天後症狀就會消失。

不舒服即應就醫檢查

每個人對牙齒敏感的感受度不同，有人感受強烈，即使只是吹到冷風，就像被電到一樣，整個人跳起來。大多數人的感覺是「牙齒酸軟」，不適感從幾秒到十幾秒都有，還有人形容那種酸感，像鑽到骨頭裡一樣的不舒服。

另外，也可能因為神經傳導較不敏感，口腔檢查時發現牙齦已萎縮、牙根暴露程度嚴重，卻沒有太多不適，由此可見個別感受度的差異很大。

王進瑋建議，只要感覺牙齒不舒服，吃東西或刷牙碰觸到牙齒會產生不適感，都應該就醫檢查，及早介入有助於改善症狀，提高生活品質。

千萬不要放任牙齒敏感卻不予理會，雖然不見得症狀會因此更惡化，但如果因為敏感疼痛而不敢好好刷牙清潔，可能使牙菌斑和牙結石快速攻城略地，讓蛀牙或牙周病更加惡化。

29

敏感性牙齒有什麼治療方法？抗敏感牙膏有用嗎？

「請問醫生，我的敏感性牙齒有救嗎？」許多人有敏感性牙齒的困擾，吃冷吃熱都不舒服，希望找回吃香喝辣都不怕的一口好牙。

A

王進瑋表示，牙齒敏感的原因很多，建議就醫找出原因對症處置，幫助牙齒重新強壯起來。

敏感牙齒治療三方法

王進瑋指出，臨床上要診斷是否為敏感性牙齒，會透過問診病史、並利用各種臨床檢查，例如敲診、噴氣測試、牙周檢查、影像檢查等，鑑別牙敏感的原因，再依據狀況對症治療。治療方法主要有以下三種：

一、補綴

如果是齒質遭破壞引發敏感，可在齒頸部用樹脂或其他材質重新賦型，把磨耗的部分補起來，尤其齒質有大區塊的破壞，更需補輟阻絕根管的神經暴露，緩解敏感。

二、牙根覆蓋術

若是長期刷牙不當或牙周病造成牙齦萎縮、牙根暴露，可藉由「牙根覆蓋術」加以治療，將暴露牙根周圍的牙齦分離上提，自上顎取一小塊軟組織，墊在皮瓣下增加牙齦厚度，再縫合固定覆蓋萎縮區域。只需在門診局部麻醉下進行即可，也就是俗稱的「補牙肉」。

如果因為牙齦萎縮或牙齦薄，造成清潔維持困難，應該尋求牙周病科專科醫師，評估是否該做「補牙肉」，讓牙齦增厚或讓暴露的牙根重新被牙齦覆蓋。

三、塗氟再礦化及雷射治療

牙根暴露的敏感還可以運用牙根塗氟及雷射改善。低強度雷射可阻絕牙本質小管，舒緩敏感不適。現在牙周病治療多半也會合併使用雷射，特別是舒緩牙周病治療後的敏感不適，並同時處理牙根表面，達到更好的效果。

「治療有助於解除敏感症狀，但是平常在家的保養更重要，避免牙齒再受破壞，」王進瑋表示，齲齒跟牙周病也有可能是造成牙敏感的原因之一，所以有正確的診斷和後續的治療是很重要的。

市面上有很多牙膏號稱能抗敏感，他建議，可先選擇某一種品牌的「去敏感牙膏」

試一試，如果用了一個月，或刷完一整條都不見效果，可以考慮換其他品牌。

市面上的去敏感牙膏成分大同小異，有的內含氟化物，可以重新再礦化牙本質的齒質，阻絕敏感；有的則是內含特殊離子，能改善滲透壓，讓神經傳導不那麼敏感、不易被激活，以達到改善敏感的效果。

抗敏感牙膏的使用方法

使用去敏感牙膏建議用「敷」的，像敷臉一樣。刷牙前先敷於敏感牙齒上，之後先刷其他牙齒，刷好後再刷患牙，最後漱口沖掉。讓有效成分盡量貼合牙齒敏感表面，每次刷牙至少敷兩分鐘，能達到五分鐘更好，認真落實大約兩週應該就有感。

刷牙時，患齒及牙齦萎縮部分更要刷乾淨。有的病人怕痛不敢刷，變成惡性循環，愈不去清潔愈發炎惡化。

真的不敢用牙刷清潔時，可暫時用棉花棒沾漱口水做患齒清潔，比較溫和不痛，且漱口水能改善牙齦發炎，有時對去敏感也有幫助，待疼痛感緩和後再重拾牙刷。但若因為牙齦萎縮或牙齦薄造成清潔維持困難，應該尋求牙周病科專科醫師，評估是否該做「補牙肉」，讓牙齦增厚，或讓暴露的牙根重新被牙齦覆蓋。

30 智齒不拔可以嗎？什麼情況下一定要拔掉？

A

智齒又稱「第三大臼齒」，是從大門牙開始往內算起的第八顆牙齒，包括左右兩邊的上顎、下顎，一共有四顆。多數人的智齒在十六至二十五歲間萌出，由於人類身心狀況在此時接近成熟，所以又有「智慧齒」之稱。

雖然智齒多在成年後冒出，但每個人會因發育狀況不同而有時間差異，而且有些人不見得每顆都長，也有人更是一顆都沒有，埋在牙齦內變成「埋伏齒」。遇到這種情況，該如何處理？

王進瑋表示，整顆埋在牙齦下、未突破牙肉的智齒，若是沒有產生任何不適感，因為沒有清潔問題，也沒有造成鄰牙組織的破壞，基本上可以定期追蹤，不需要立即處理。

如果擔心的話，可以接受牙周探測以及照X光片，看牙齦底下的變化，確認隔壁鄰牙有沒有受到破壞？如果周邊組織沒有發炎、鄰牙也不構成破壞，建議觀察即可，但若醫師評估有風險，還是建議拔除免得操心。

高風險智齒必須拔除

「比較棘手的是生長不完全的『阻生智齒』，」他說，由於演化關係，人類顎骨有變小趨勢。所以現代人常有牙齒空間不足的問題，導致智齒被卡住長得不健全，有可能長歪、橫躺，或生長空間不足無法完全萌發。其中最令人害怕且不想面對的大魔王就是「水平智齒」，這種橫躺的阻生智齒會造成牙齦發炎疼痛，還可能導致附近牙齒蛀牙或牙周病。

王進瑋表示，智齒拔不拔，最主要的考量就是會不會傷到隔壁的鄰牙。長一半或只冒出一點的智齒都屬於「高風險牙」，尤其是有部分牙肉覆蓋的智齒最需要拔除，因為牙肉蓋一半，這類型智齒連專業醫師洗牙都有困難，更何況是平常刷牙，根本不可能刷乾淨。

清潔不易的智齒藏汙納垢，在細菌日積月累堆積侵蝕之下，一開始先是牙齦發炎，如果置之不理，將會導致蛀牙及牙髓壞死，最後因牙周病或嚴重蛀牙，還是必須拔除。

「臨床上經常看到維護不佳的智齒波及前面的第二大臼齒，『自己壞掉還拖鄰牙下水』，久了以後造成一次要忍痛拔兩顆牙的窘況，」王進瑋說。

更嚴重會造成智齒周圍的牙肉紅腫、感染化膿，稱為牙冠周圍炎，若是拖延沒處理，很可能會演變成臉部的蜂窩性組織炎。王進瑋表示，智齒的位置在口腔深處，原本就清潔不易，如果又有以上問題，為了一勞永逸，都會建議拔除。

有疑慮的智齒應該及早處理，拔智齒最好是一次拔一邊，也就是上下兩顆一起拔，這樣術後至少還能用另一邊牙齒咀嚼，方便照顧，且牙齒有向上或是向下生長的力道，久了可能會咬到上端或下端牙肉造成發炎，才會建議同側的上下智齒一起拔。

容易處理的智齒，甚至四顆同時拔也可以，在美國很常見接受舒眠麻醉一次全部拔除。王進瑋表示，臺灣因為風土民情不同，較少見一次拔四顆智齒的情況，但醫學上是可行的。

31

沒蛀牙的人比較容易得牙周病，是真的嗎？

牙周病是牙齒周圍組織的疾病。根據統計，臺灣四十歲以上的成年人，有九成罹患輕重程度不一的牙周病，當牙周組織受到細菌的侵犯，產生發炎反應，日復一日會使牙周組織流失，如果置之不理，最終則會走向拔牙的結局。

A

牙周病盛行率如此之高，卻有人說：「牙齒比較好，也就是沒蛀牙的人比較容易得牙周病。」這是真的嗎？

王進瑋表示，臨床上確實看到一些沒蛀牙的人牙周病很嚴重；或是蛀牙嚴重的人卻沒有牙周病的特殊情況，但這僅是假說，缺乏大規模的研究佐證，只能說有觀察到部分族群有這種狀況，實際很難斷定就是如此。

致病菌不相同

蛀牙和牙周病雖然都是細菌造成，不過致病菌不一樣，所以也有假說，是因為有些病人的口腔菌相比較偏向某一種菌種的生長，導致只有一種疾病的形成。另外，牙周病的主要致病因，也跟病人的免疫反應有關係。

王進瑋表示，牙周病的成因為牙菌斑細菌，引發牙周組織的免疫發炎反應，產生「細胞激素（cytokine）」，導致牙齒周圍支持組織被破壞，進而掉牙。這幾年受到新冠肺炎疫情影響，大家開始認識「細胞激素」。

新冠病毒會導致肺部功能受損和免疫系統失調，嚴重者甚至引發劇烈發炎反應，也是因為「細胞激素風暴（cytokine storm）」而產生致命的急性呼吸窘迫症候群。

「同樣的病毒感染不同的人，會引發程度或症狀不一的病症，有人染疫沒症狀，有人則要進加護病房，甚至致命，這是因為每個人的免疫反應強弱不一所導致，」王進瑋說，牙周病也有同樣的情況。

「特定的致病菌每個人都可能感染，但細菌入侵後造成的刺激和破壞卻各不相同。有人刷牙很認真卻滿口爛牙；有人吃完飯沒刷牙，也不用牙線，牙齒卻好好的，」王進瑋認為，這樣的「非戰之罪」，或許可歸責於個人免疫系統造成齒槽骨和牙齦發炎與破壞程度各異。

有些病人雖然齒槽骨不容易吸收，但長期牙齦的慢性發炎反應，還是會造成身體的負擔，應該要好好控制。

由基因引發的嚴重牙周病

近年來醫界也相當關注基因遺傳與口腔疾病的關聯性，有些病人因為基因的緣故較易罹患牙周病，這些多半是嚴重型牙周炎的病人。檢查可以發現，這類病人口內的牙菌斑堆積程度與齒槽骨缺損狀況不相稱，明明牙菌斑或牙結石情況不嚴重，但病程卻快速且劇烈，牙齒很快就面臨脫落命運。

這類基因作祟的牙周病，當病人遭受細菌攻擊時，其免疫機制無法抵抗，加速牙周的破壞力道。年輕型的牙周病很多都屬於這類，對牙床的破壞速度是一般慢性牙周病病人的七倍到十倍，相對快速。

因此若是家族裡阿公阿嬤、爸爸媽媽有牙周病，最好及早預防避免疾病上身。要注意蛀牙與牙周病都是細菌引發的傳染病，病人口中的細菌，會透過互相餵食或親吻傳染，應該避免口對口親吻，尤其不要親吻幼兒，並養成用公筷的好習慣，別讓致病菌經由唾液傳染給下一代。

32 刷牙會流血就是牙周病？出現哪些症狀是警訊？

A

「刷牙老是流血，是牙周病嗎？」

約有九成國人罹患程度不等的牙周病，這種牙齒周圍組織因細菌感染產生的疾病，使得牙齦與支撐牙齒的齒槽骨萎縮，進而「齒牙動搖」，有的病人忽略初期症狀，等到快要掉牙甚至牙齒脫落才看醫生，損失很大。

牙周病的發展過程

王進瑋表示，牙周病從發生徵兆到掉牙會歷經一連串過程，如果能在初期就介入治療，能避免走到掉牙的程度。

一、初期

初期的牙周病從「牙齦炎」開始，細菌堆積在牙齦溝內，造成發炎反應。當發生牙齦炎時，牙齦會腫脹脆弱，因此刷牙時會流血，牙齦會漸由粉紅色變為暗紅色、且細菌孳生散發出口腔異味。此時因為症狀較輕微也不太會痛，所以容易被忽略。

牙周病形成過程

① 健康的牙齒

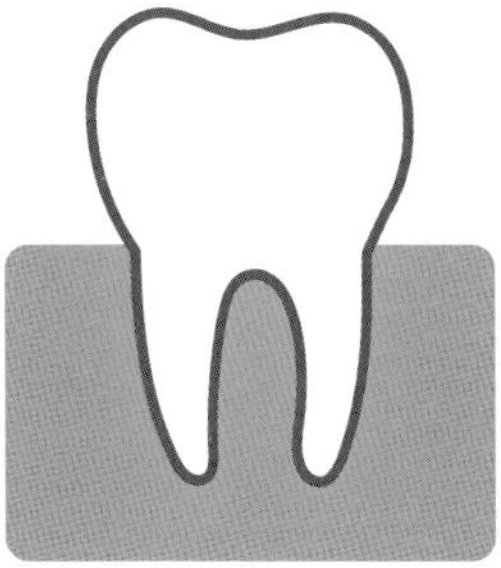

② 牙齦炎

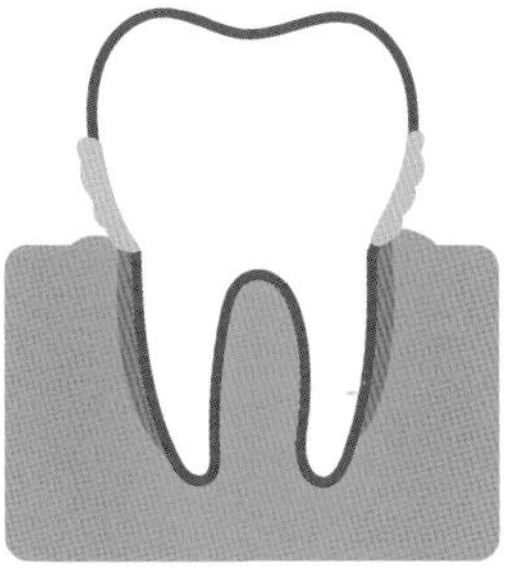

刷牙方式不正確，牙菌斑堆積在牙齒和牙肉交接處，產生牙結石。

③ 牙周病

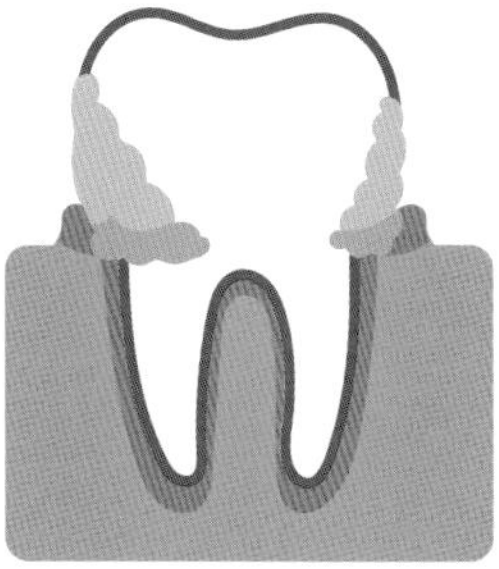

牙菌斑使牙齦紅腫發炎。

④ 中度牙周病

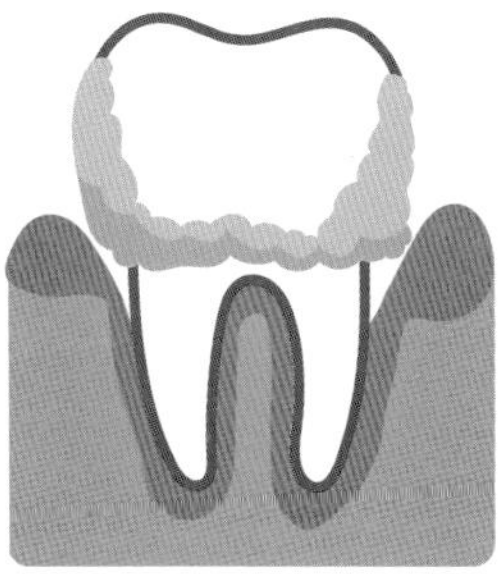

牙齦開始萎縮、產生膿包、咀嚼無力。

⑤ 重度牙周病

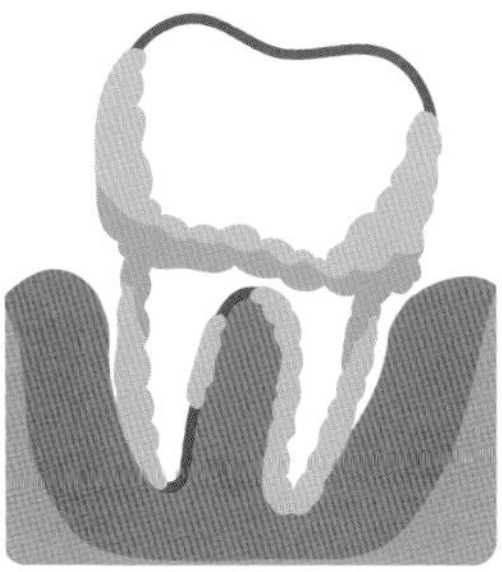

口臭加劇，齒槽骨流失導致牙齒鬆動、脫落。

健康的牙周

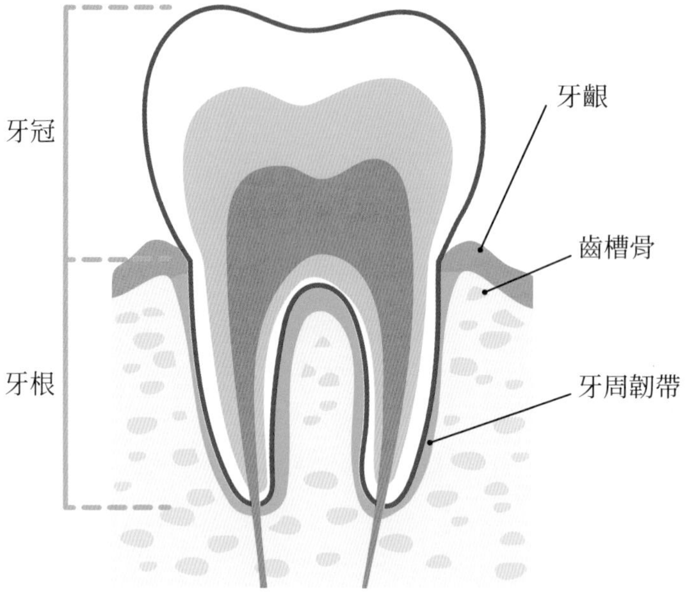

二、中期

當牙周病持續進行，會進一步傷害牙齒周圍組織（或稱牙周組織），包含牙肉、齒槽骨與牙周韌帶，演變為牙周病。王進瑋指出，這個階段牙齦會持續發炎、紅腫甚至長膿包，齒槽骨流失，牙根因牙齦萎縮而暴露，牙齒鬆動咀嚼無力，且容易敏感，尤其吃到酸甜或冷熱食物時有酸軟觸痛感。

三、後期

「中期階段如果還置之不理，齒槽骨流失加劇，牙周組織遭到嚴重破壞，形同地基掏空，導致建築物變得不穩，最後就只能走向牙齒位移脫落的結局，」王進瑋說，這也是牙醫師最不樂見的狀況。

診斷牙周病的嚴重程度，可以藉由全口X光片檢查，確認每顆牙齒周圍是否出現齒槽骨的喪失，以及喪失的程度。牙齦炎初期階段細菌主要侵犯牙肉，此時牙齒周邊齒槽骨均在齒頸部標準位置；但進展至中後期的牙周病病人，則會見到齒槽骨嚴重流失，所以齒槽骨的高度會下降。

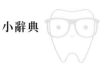

小辭典

牙齒周圍組織

牙周組織：顧名思義即環繞在牙齒周圍，具有支持及穩固牙齒、感受及緩衝咬合壓力等功能。牙周組織包含：牙齦組織、齒槽骨、牙周韌帶及牙齒周圍的齒骨質。

牙肉：意即牙齦組織，在口腔內粉紅色的地方。

齒槽骨：牙齦組織下的骨頭，協助穩固牙齒。若病人有牙周病，齒槽骨流失，牙齒便會開始鬆動。

牙周韌帶：牙周韌帶又稱牙周膜。是很有彈性的結締組織纖維，且是牙齒與齒槽骨連接的組織。可以固定牙齒，具有吸收緩衝力的功能。可將咬合力平均分散於齒槽骨內，藉由這樣的方式減少牙齒和齒槽骨受損。

牙齦炎可以經由治療，且在病人本身維持良好的口腔衛生之下，讓牙齦恢復健康。然而，一旦牙齦炎進展成牙周病時，牙周組織將產生不可逆的流失現象。「從牙齦炎進展到牙周病的時間長短，目前並沒有定論，但若病人抽菸，會加速牙周病的惡化，」王進瑋強調。

抽菸會加速牙周病惡化

雖然牙周病最主要的致病因是細菌及牙菌斑，但抽菸者得到牙周病的機率比沒抽菸者大，也會使症狀加劇。國外研究指出，抽菸者的牙周破壞程度是未抽菸者的二至八倍，罹患牙周病的風險是未抽菸者的二．八二倍，也會影響牙周病治療成功率。

因為菸品中的尼古丁會使微血管收縮，使得牙齦周邊的血液循環不良，影響到牙周組織與自我修復的能力，造成牙菌斑更容易孳生。許多老菸槍口內可見菸垢形成粗糙面，加速牙菌斑及牙結石的堆積，更易使牙周病惡化，因此強烈建議病人戒菸，有助控制牙周病進程及達到更好的療效。

當出現刷牙流血、牙齦浮腫情況時，很可能是牙周病的早期徵兆，建議趕快就醫，平時也應定期看診，利用健保給付的免費洗牙機會，由醫師洗牙時順便檢查牙齒問題，早期發現，才能早期治療。

33

牙周病還會造成心肌梗塞，也和糖尿病有關？

A

牙周病嚴重戕害牙齒健康，造成齒牙動搖，而且有愈來愈多研究顯示，牙周病不只是牙齒疾病，也會提高或加重一些系統性疾病的風險，除了可能增加腦中風、心肌梗塞的罹病率，也和糖尿病、吸入性肺炎、孕婦早產等疾病息息相關。

中風機率比一般人高兩倍

有研究發現，牙周病病人得到心肌梗塞與中風的機率，約為一般人的二至三倍，可能是致病菌經由入侵牙齦與根尖組織造成菌血症，影響血小板凝血功能形成血栓，進而引發心肌梗塞及腦中風。

一些研究更發現，牙周病會增加心血管疾病機率的致病機轉，除了上述原因，還可能與其釋放的發炎物質有關。這一些細菌釋出的發炎物質，會造成全身性的發炎反應，所以不只是心肌梗塞或腦中風，也可能引發失智症、關節炎，或不利糖尿病控制。

王進瑋指出，近來有多項研究指出，牙周病會提高失智風險，主要是牙周病造成發炎反應，危害腦血管健康。加上牙周病末期會出現牙齒鬆脫掉落，大大減損咀嚼功能，使得部分經由咀嚼而活化的大腦區域降低刺激，推測也是與失智相關的原因。

紐約大學曾發表研究刊登於《美國醫學指引》（*Journal of the American Medical Directors Association*）期刊上，指出牙齒健康跟失智症有高度相關性，每失去一顆牙齒，認知能力下降的風險就會增加一．四%，失智症的風險提高一．一%。

治療牙周病對控制血糖有幫助

與牙周病密切相關的疾病還有糖尿病，兩者都與身體發炎有關，病況也互相影響。王進瑋指出，牙周病門診中常見嚴重牙周病的病人，檢查發現同時患有糖尿病。這是因為糖尿病病人的組織中有許多「最終糖化產物（advanced glycated end product）」，影響免疫反應，不利於牙周組織修復，會加速牙周組織的破壞。

醫學界已證實糖尿病是牙周病的致病因子，美國牙周病醫學會建議糖尿病病人，如果確診為糖尿病，應該定期進行牙周病檢查與洗牙，同時治療牙周病也有助於抑制發炎反應，對於血糖控制也有幫助。

口腔細菌會引起肺栓塞

牙周病也對妊娠健康影響甚深。有研究指出，罹患牙周病的孕婦，生下早產兒以及胎兒體重過輕的機率較高，可能是牙周病致病菌釋放的發炎物質，會透過胎盤影響胚胎發育，使得子宮不正常收縮，增加早產率。還有動物實驗發現，懷孕倉鼠植入牙周病致病菌後，會阻礙胚胎發育，並使出生小鼠體重減輕約二五%。

另有研究發現，牙周病會導致肺部疾病。有一些零星報告顯示吸入性肺炎、肺膿瘍、肺栓塞是由口腔細菌所引起，推測可能是口腔衛生不好時，會不小心把口中的病菌吸入肺部，其中包括牙周病致病菌，造成肺部感染。

一些臨床試驗發現，當加護病房或養護機構病人改善口腔衛生時，就能有效降低罹患吸入性肺炎的機率。

34

治療牙周病的方法有哪些？需要動手術嗎？

A

牙周病形同「口腔慢性病」，就如同高血壓，確診後只要接受治療就能獲得有效改善，但前提是必須有耐性配合醫師規劃療程。完成治療後仍須定期回診檢查，平日在家也要落實自我照護，認真潔牙維持口腔衛生，每個步驟都不能馬虎，才能使治療效果立竿見影。

王進瑋表示，當牙周病病人上門求診，醫師會先進行牙周探測診斷，依情況擬定「牙周病統合治療計畫」，分階段治療恢復牙周健康。

非手術治療方法

第一階段通常先從「非手術治療」著手，進行深層洗牙也就是超音波洗牙，以及牙根整平術等療程。

深層洗牙是以超音波器械去除牙齒周圍的牙結石及牙菌斑；牙根整平則是以特殊的牙周刮刀手動去除牙結石，並整平牙根表面。

而一旦牙根整平變得光滑，新的牙結石與牙菌斑就不容易累積在牙根上。有時候可以合併給予抗生素凝膠，或是口服抗生素，以達到更好的療效。

王進瑋表示，這些非手術療法的目的都是為了清除牙結石與牙菌斑，同時把發炎組織清創乾淨，會視病況分區域做，常見的是「一次一邊」，這次如果做右上右下、下次就做左上左下，比較嚴重的狀況則分為四次治療。

醫師於治療過程也會了解病人平日的口腔衛生習慣，教導正確刷牙習慣，確定病人能把牙縫與牙齒死角刷乾淨，每次回診都要確認是否有疏漏之處，大部分病人可以經由非手術性治療得到良好控制。

「當非手術性治療無法解決病人的牙周問題

小辭典

牙周探測診斷

在探測一顆牙齒是否具有牙周病時，臨床上醫師會用牙周探針，探測牙齒周圍的出血及牙周囊袋深度。

若產生牙周病時，牙周囊袋深度加大，甚至可能會有牙周退縮的情況。因此，牙周探測判斷是醫師觀察牙齒周圍齒槽骨是否流失，以及該病人是否有牙周病的重要依據。

時，才會往下進行手術性的治療，」王進瑋表示。

手術性治療

一般而言，非手術性治療大約兩個月後，如果病況沒有明顯好轉，還是有很深的「牙周囊袋」，代表牙齦溝裡面的牙菌斑持續堆積，並形成牙結石向內蔓延，此時就可以考慮手術性治療。

牙周病的手術治療有「牙周翻瓣手術」與「牙周再生手術」，目的都是為了去除牙周囊袋。手術中也可以合併再生手術，以填補骨粉、再生膜或生長因子的方式，讓流失的齒槽骨再生。他也指出，牙周病的病人經常有牙齦萎縮、牙根暴露敏感的問題，當牙周

小辭典

牙周囊袋

口腔健康時，牙齦會緊貼著每顆牙齒，而牙齦組織和附連著牙齒的組織，兩者之間應該只有小於3公釐的深度。

然而當有牙周病時，周圍齒槽骨流失、牙齦紅腫，即使牙齦看似與其他沒有牙周病的牙齒高度相同，然而在底下的齒槽骨早已悄悄流失，即產生牙周囊袋。如果沒有好好治療，這些囊袋有機會導致牙齒脫落。

病獲控制後，可以考慮是否進行牙齦移植手術，使牙齦回復原本位置。這些手術都是局部麻醉的門診手術。

王進璋強調，當牙周病的治療告一段落，病人仍然必須每三至六個月定期回診檢查洗牙，並且記錄牙周囊袋深度，以確保治療結果，回診時如果發現病症有復發跡象也能趕快治療。

前北醫大附設醫院牙周病科主任呂炫堃為了提醒病人回診，還曾經開發「明信片系統」，讓病人就醫時自己寫明信片寄給自己，有效提高回診率。

現在因網路科技發展，已改為線上系統提醒，因應時代不同做法有別，終極目標都是希望牙周病人「一個都不要少」，定期回診把關口腔健康。

第七章

只是蛀牙，有很嚴重嗎？

35 有人說牙齒好是天生的，蛀不蛀牙和遺傳有關？

A

「為什麼我常刷牙，還是比別人容易蛀牙？」「牙齒好壞是不是天生的？」一定很多人有這樣的疑惑，覺得自己已經很認真在清潔牙齒，卻還是出現蛀牙。

也因為如此，在了解蛀牙是否與遺傳有關係之前，必須先認識什麼是蛀牙。

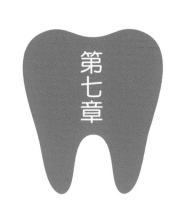

臺北醫學大學牙醫學系教授謝松志表示，牙齒最外層結構是牙釉質，也稱琺瑯質（enamel），是人體最堅硬、礦化程度最高的部位，礦化程度超過九〇%；接著是牙本質（dentin），又稱為象牙質，礦化程度七〇%左右，跟骨頭成分類似；牙齒內層就是牙髓（pulp），內含血管、神經、細胞和豐富的結締組織。

蛀牙的發展過程

蛀牙，就是指牙齒去礦化（demineralization）的現象。

人類出生後，口腔就存在許多細菌，種類超過七百種，數量更是驚人。若沒有妥善潔牙，口腔細菌在代謝糖分及其他可發酵的碳水化合物過程中，產生酸性物質，琺瑯質會產生脫鈣的去礦化情況。

謝松志表示，「想像一下，細菌就像是拿著電鑽的壞人，如果去礦化的部位沒有被即時修補，細菌大軍在攻破外層最堅硬的琺瑯質之後，便會深入到第二層的牙本質。」

他指出，「牙本質小管的管徑結構如同管風琴，細菌會沿著這些比它體積大的管徑入侵，輕易的進入牙髓腔，長驅直入的結果，產生一連串牙齒敏感、疼痛等，蛀牙的不適感。」

造成先天蛀牙的三大原因

謝松志表示，蛀牙主要是受後天因素影響，但有些情況下，的確會因為遺傳，造成牙齒結構先天不足，如同棄守城門不攻自破，包括：

一、天生的琺瑯質發育不全症

牙科疾病中罕見的「琺瑯質發育不全症（Amelogenesis imperfect）」，病人因為營養不足、出疹性疾病或感染等原因，造成琺瑯質礦化不全，琺瑯質厚度不足或是硬度不夠，牙齒看起來黃黃的，齒質無機物比例較低、礦化不足，因此容易發生蛀牙或是崩壞的情況。

二、原本口腔中的細菌種類和數目

口腔細菌數目與種類也是影響蛀牙的原因，這部分也可能和遺傳有關。有研究認為口腔內的細菌數量和種類多寡，與唾液裡的免疫球蛋白有關。有些人天生唾液裡的免疫球蛋白較多，能形成強大防護網抵禦細菌入侵，有人則不足。

還有些人是天生唾液分泌少、流動性不夠，無法對牙齒產生清潔作用，牙菌斑較易黏附在牙齒表面，也比較容易蛀牙。

三、齒顎排列不整齊

另外，像是齒列排列不整齊，則會造成清潔死角，容易堆積食物殘渣，給細菌可乘之機，這種情況，如果口腔衛生不好，也會埋下蛀牙禍患。

無論如何，養成良好口腔衛生習慣，每天徹底清潔牙齒，吃完食物後立刻漱口、刷牙、清潔齒縫，是預防蛀牙的重要根本。

不論牙齒先天強健度如何，忽略這個環節都免不了蛀牙，如果先天不足加上後天失調，恐怕迎來更嚴重的蛀牙後果。

36

醫生說蛀牙很嚴重，必須「抽神經」，代表牙齒沒救了嗎？

A

很多人看牙醫最怕聽到要「抽神經」，擔心抽完神經後牙齒「死翹翹」。「這完全是錯誤的觀念，」謝松志強調。

保留牙齒的必要處置

「抽神經不是讓牙齒死掉，而是為了保留牙齒的必要處置。」謝松志說，簡而言之，抽神經是「牙髓治療」（俗稱「根管治療」）的其中一個步驟。牙髓是由神經、血管、淋巴以及結締組織等所構成，位於牙齒的根管內部。當牙髓因為蛀牙、牙周病、磨耗、咬耗或外傷受到細菌感染，產生不可逆性的發炎反應，就必須把感染的牙髓組織從根管系統中清除。

謝松志表示，蛀牙太深造成細菌侵犯到牙髓，或牙齒外傷導致牙髓壞死，以及做過根管治療，但治療不完全或後續填補物不良、口腔衛生不好造成的牙齒冠部的滲漏，這些狀況都可能使得細菌從琺瑯質一路侵入到牙髓腔，造成感染發炎引發疼痛不適，這時就必須進行根管治療。

根管治療是將牙髓腔打開，以根管銼針及次氯酸鈉等根管沖洗液，深入移除牙髓腔內的感染來源，徹底清除發炎或壞死的牙髓組織，再以材料封填阻絕發炎擴大，以維護牙根周圍的牙骨質、牙周韌帶和齒槽骨等周邊組織健康。

根管治療後的牙齒並未死去，只是變成「無髓牙齒」，只要經由精密技術處理，根管治療後的牙齒仍保有咀嚼功能，可以留在口腔內繼續「服役」。只不過當蛀牙蛀到需要根管治療的程度時，大部分的牙齒結構多半已被破壞缺損，無法跟完整牙齒承受同等咬力，因此建議做牙套保護起來，避免齒裂。但若牙齒結構完整，可以補綴方式恢復其咬合功能。

不要因為害怕錯過治療時機

「根管治療的必要性，就如同盲腸炎病人必須割掉盲腸，以避免惡化為更嚴重的腹膜炎，」謝松志說，除了打麻藥時會有輕微刺痛外，療程中幾乎不會有疼痛感，千要不要因為害怕看診錯過治療時機，反而延長牙齒疼痛不適的時間，使牙齒和其周邊組織破壞更嚴重。

牙齒藉由根管治療保留最後生機，謝松志說，除非牙齒已經不適合保留，例如牙根斷裂至無法保留，或是蛀到牙冠所剩無幾難以贗復（也就是做假牙），才會放棄根管治療，直接拔牙。如果不想走到根管治療這一步，務必定期接受口腔檢查，一旦發現蛀牙跡象及早治療。當細菌未深入牙髓腔，只需要採取牙齒補綴就能有效防堵細菌深入。

還有最新發展出的「活髓保存術」，當部分深度蛀牙的情況經評估，牙髓內仍有不少健康神經組織時，可考慮採用這種方式治療。移除牙髓腔感染源後，以特殊生醫材料填補，刺激組織再生。術後觀察一段時間確認患部恢復健康，再進行牙齒重建，可以保留患牙較多的齒質，避免日後可能發生的牙根縱裂。

37 蛀牙又不痛，為什麼需要根管治療，而且還要分好幾次做？

A

「有些病人蛀牙明明不覺得痛，但醫生說蛀牙很深，需要做根管治療，一時間常常無法接受，」謝松志說，「其實疼痛與否並不是判斷是否需要根管治療的絕對因素。當細菌侵犯牙髓組織，或外力傷害造成牙齒斷裂，造成不可逆性的發炎反應，或是牙髓已經壞死，這時就會建議接受根管治療。」

蛀牙不痛了，不代表沒事

不是常說「牙痛不是病、痛起來要人命」，為什麼有人蛀牙深卻不痛？

謝松志說，蛀牙劇烈疼痛的情況多半是「急性牙髓炎（有症狀之不可逆牙髓炎）」，細菌侵犯牙髓腔引發一連串機制，導致牙髓發炎而感到疼痛，這時牙齒受到冷熱刺激會產生痛感，尤其是對熱刺激，即使刺激移除，疼痛感仍會持續，有時甚至會自發性疼痛，特別是平躺時頭部血流增加、牙髓充血明顯，疼痛感更是排山倒海襲來，病人常常自述半夜會痛醒就是這個原因。

這一階段如果不就醫，而是自行吃止痛藥、冰敷來降低疼痛感，以為忍耐過去就會沒事，大約一星期後，牙髓會壞死，劇烈疼痛感下降，病程就會進入到「牙髓壞死」。

謝松志說，不痛不代表「沒事了」，細菌仍在「侵門踏戶」，如果不加以處理，可能演變成根尖周圍炎、根尖膿腫，甚或蜂窩性組織炎等後續更嚴重的病症。

因此，他提醒一旦發現牙齒接觸冷、熱水或咀嚼食物時有疼痛不適感、牙齒裂痕、自發性或持續性的牙齒疼痛，都應該趕快尋求牙醫師的協助，評估是否有根管治療的必要，防範感染進一步擴大。

根管治療的步驟

至於根管治療要分幾次才能完成，必須看患牙的複雜度及症狀表現。一般來說，根管治療大致有幾個步驟：

一、**麻醉**：減輕治療過程的不適感。

二、**裝設橡皮障**：提供根管治療乾淨的環境，以減少感染發生，並隔離出欲治療的牙齒，使醫師有較好的操作視野，也可避免操作時器械物品掉入口腔，發生吞入意外。

三、**髓腔開擴**：以鑽針打開進入髓腔。

四、**拔髓處理**：用倒刺根管針或根管銼針，將牙髓組織拔除。

五、**根管長度測定**：用根管長度測量儀或拍攝X光，幫助測定根管長度。

六、**根管修形與擴大**：將根管內的牙髓組織溶解，及提供將來根管充填的空間，根管必須以根管銼針做適當的修形與擴大。

七、**根管沖洗**：可用次氯酸鈉等沖洗液，配合超音波器械做根管清潔。

八、**根管充填**：根管擴大清創完全後，必須以糊劑加馬來膠做緻密充填，阻絕再感染。

每個步驟都要精準確實

根管治療的每個步驟都必須精準確實，謝松志指出，如果患牙為較不複雜的根管（前牙大部分是單根管，後牙則有二至四個根管）且感染不嚴重，可以確實把根管系統清乾淨，有機會一次完成，但大部分情況醫生都會希望至少分二次以上治療，因為要觀察根管清潔擴大的情況，以及病人症狀是否緩解，再決定是否可以進行根管充填。

「而且根管並不是單一管狀，而是呈現樹根狀，有很多分支，有的甚至呈薄片狀。如果患牙根管系統較複雜、之前未處理妥當的根管再治療，有舊有根管充填物器械或根柱、器械的斷針等，都屬於難度較高的根管治療，這時就必須二次甚至更多次才能完成，」他表示。

雖然病人都希望快速完成治療，不過基於上述考量，加上如果一次做完病人必須長時間張口，容易有顳顎關節不適的問題，所以一次性根管治療須經醫師評估決定，複雜的病例通常二次以上的根管療程處理會比較合適。

38

已經抽過神經了，牙齒為何還是會痛？

門診時偶爾會遇到病人一臉痛苦地問醫生：「為什麼我的牙齒半年前已經抽完神經，最近又開始痛了？牙齒不是已經沒有神經了嗎？」

A

「根管治療後的疼痛分兩種情況，」謝松志說，如果根管治療後有短暫的疼痛不適屬於正常現象，大約兩、三天至一星期會消除。

小心細菌殘留引發的疼痛

這種短暫疼痛是因為根管治療時會將牙齒的牙冠打開、深入牙髓腔，並將根管擴大、清創受到感染的神經血管等組織，再以無菌材料封填牙髓空間。治療過程難免會刺激到牙根尖周圍組織引發疼痛，也可能是根管充填時，封填材料碰觸根尖孔組織，都可能會引起暫時的疼痛。只要依照醫囑按時服用消炎止痛藥，不舒服的感覺多半會在幾天內消失。

「另一種疼痛的狀況就要小心！」謝松志說，若是根管治療後的不適感超過兩週以上，或是突然劇烈疼痛，亦或是原本疼痛感消失，在一段時間後卻又突發性疼痛，就要注意可能是治療未完成使細菌殘餘，或因假牙不夠貼合的漏隙，導致細菌再次入侵，並侵犯到牙根周圍組織引發疼痛不適。

另外，補綴物咬合過高、牙周發炎或根裂都會造成疼痛，必須經由醫師診斷，對症下藥。

謝松志表示，根管治療的成功率並非百分之百。部分根管細如髮絲，治療操作範圍極狹小，有些根管彎曲狹窄，甚至有看不到的死角，治療過程中可能遭遇異物堵塞、狹窄鈣化、穿孔、分岔、帶狀根管等問題，若治療過程沒有清除乾淨，或充填不完全，會使細菌殘留在根管系統中，造成持續感染的狀況。

即使根管治療已成功清除根管系統內細菌，但治療後沒有良好的補綴物或製作假牙套進行贗復，牙套不夠精密或口腔衛生不好造成二次蛀牙，形成「冠部滲漏」，讓細菌乘虛而入，跑進根管系統裡，也會再次感染，造成根尖周圍炎引發疼痛。

周邊組織仍保有痛覺

「病人一定好奇，牙齒不是沒有神經了，為什麼細菌再次入侵仍會疼痛？」謝松志說，即使根管治療後的牙齒，牙根周圍的牙骨質、牙周韌帶和齒槽骨等組織仍在，牙周韌帶仍有本體感覺接收器，所以如果牙周組織受到感染還是會感到不適。

如果根管內殘餘的細菌沿著牙根底部往齒槽骨擴散，細菌會誘發部分細胞產生發炎的前驅物質，破壞牙根周圍的齒槽骨，此時X光檢查會發現牙根出現一圈明顯的黑影。當細菌侵害到牙根外，在根尖周圍引起發炎，甚至出現根尖囊腫，很有可能是根尖周圍的齒槽骨已遭到破壞。

謝松志表示，此時為保住牙齒，可透過「再次根管治療」處理牙根尖周圍炎，或進行「根尖手術」，經由牙齦翻瓣從牙根方向挖除囊腫，進行部分根尖切除與逆充填。

臨床上也會看到有些病人基於經濟或時間考量，根管治療尚未完成即「中輟」。如果沒有完成治療也沒戴上牙套保護，脆弱的患牙很容易在咬合時斷裂崩壞，發生「牙根斷裂」的後果，而且可能合併牙周囊袋變深或牙周圍齒槽骨破壞，這時不僅會牙痛，牙齒也可能不保，得不償失，務必完成治療才是上策。

39

根管治療後又蛀牙，只能把牙齒拔掉嗎？

常有人問：「根管治療後是不是就不會蛀牙了？」

A

「當然會，最怕病人以為根管治療後就『無敵』，不好好刷牙，很快又回來治療，」謝松志解釋：「只要有牙齒、有細菌就會蛀牙，與是否根管治療、牙髓是否存在都無關。」就像是樹木會被蟲蛀；樹木砍下來製作成椅子之後，只要沒有經過防蟲處理，一樣會被蟲蛀。

根管後的牙齒再蛀，是否一定要拔掉？得視情況而定。

根據牙齒剩下結構來評估

謝松志表示，根管治療後再蛀的牙齒，首先要檢查牙齒結構剩下多少，還能不能補綴或做牙冠贗復？以及牙周狀況是否夠好？這些都是能不能留下牙齒最主要的考量因素。如果牙齒結構不好，已經喪失咀嚼功能，結果只能拔牙。

「再者，如果牙齒功能尚可，也能進行贗復，還要看保留這顆牙齒有沒有意義？

是否會影響整體治療計畫？」他指出，如果全口只剩一顆牙齒，即使這顆牙齒功能好，但花時間與精力去做贋復，也沒有太大意義，因為功效不大。在完成所有評估後，如果牙齒有保留價值，有以下兩種治療方法：

一、再次根管治療

如果再蛀的牙齒有保留價值，可考慮接受「再次根管治療」。謝松志表示，再次根管治療的主要用意，是移除前次治療未能完全清除的感染源，但因為要先把舊材料取出，還要克服前一次治療缺漏，難度比較高。

此時則建議採取「顯微根管治療」，利用牙科專用顯微鏡，將細小的神經管放大，藉此擁有更為清晰的視野，對於移除舊有填充物的根管再治療、鈣化不通根管的處理、移除根管內斷針，以及修補根管穿孔等，較複雜的情況，都能夠增加治療的成功率。

二、根尖手術

如果評估難再次根管治療，例如原有的牙套牙釘難以拆除的情況，可考慮以「根尖手術」解決。根尖手術分為「翻瓣手術」和「牙齒再植術」兩類。

翻瓣手術是將牙齦翻開，少量磨開病灶周圍的齒槽骨，在顯微鏡下清除牙根尖周圍的病變組織，切除部分牙根，對牙根進行逆向根管治療，封填上特殊的生醫材料，最後加以縫合。

牙齒再植術則是在局部麻醉下把牙齒拔出，若牙齒無斷裂情形，十五分鐘內將牙根尖切除後逆充填，再將牙齒種回原位固定。

這兩種術式通常都只需門診局部麻醉，不需要住院。若根尖手術還是沒辦法解決問題，就只能忍痛拔牙了。

40 怎麼選擇根管治療的封填材料？

A

「根管內緊密封填與閉合，是根管治療的最後療程，也是根管治療是否成功的關鍵。」謝松志表示，根管經過髓腔開啟、擴創與修形後，徹底把感染的壞死組織去除，接著就進入封填的階段，這是為了阻絕感染源再度進入根管，也經由完整封填，不讓有害微生物有生長空間。

根管封填的目的

根管封填主要是利用充填材伴隨糊劑，把根管內空間緊密封閉，以避免口腔內細菌的再汙染，或出現牙根尖周圍感染組織逆行性汙染的機會，增加根管治療成功的機率。

當根管充填再擠壓，確定已緊密封閉後，用溫熱器械把過剩的填補材料移除，就完成所有步驟。

根管封填物有兩大主角：一是封填材，二是封填糊劑。

「封填材就好比磚塊，作用是大面積封填，再輔以像水泥一般的糊劑把縫隙黏合，兩者搭配使用能達到更完整的封填效果，」謝松志指出。

依治療狀況有不同選擇

一、封填材

目前最常見傳統的封填材為「馬來膠針（gutta-percha point）」，由馬來膠、氧化鋅、金屬硫酸鹽及樹脂組成，材質具有延展性，且在生物體內沒有排斥反應，因此廣泛應用於臨床治療。

「三氧礦化物（MTA）」則是近年來新興的封填材，屬於生物陶瓷材料質，具有生物活性、親水性、密封性、抗菌力和低溶解度，能促進較好的癒合及降低發炎反應。雖然MTA優點不少，但早期配方有造成牙齒變色的疑慮。

為了改良根管封填材料的常見缺點，臺北醫學大學衍生新創「亞登仕生物科技股份有限公司」，研發出首件國產根管封填醫材「髓福定」，創新配方能縮短硬化時間，且能減少牙齒染色情況，獲得美國及中華民國發明專利。

二、封填糊劑

謝松志表示，封填材馬來膠無法百分之百完全封住牙髓腔，且與牙本質間無法有良好的界面，所以需要與根管封填糊劑（Endodontic Sealer）一起使用，才會達到更好的封填效果。

根管糊劑單獨充填的時候容易產生孔隙，較難緻密充填，主要用來填充細微空間，材料有氧化鋅丁香油酚、氫氧化鈣基底、玻璃離子基底、樹脂、生物陶瓷基底等。「至於要用哪種封填材料及糊劑，醫師會依照病人治療狀況與經濟考量而有不同的選擇，」他補充。

另外，根管治療通常會有二至三次療程，在每次治療後為避免細菌再度侵入，也會放入一些暫時性的充填材料，例如棉花、臨時填補材料（IRM）、樹脂與玻璃離子體等材質，讓牙齒有暫時性功能。

謝松志提醒，如果病人因為吃過硬的食物，或不當咀嚼發生暫時填充物脫落狀況，這時不要自行塞回，應儘快回診處理，避免細菌有機會再次入侵牙髓腔。

41

根管治療需要頻繁照X光，是否會影響健康？

「為什麼根管治療要照那麼多次X光？會不會輻射過量？」牙醫門診常有病人一臉擔心地問醫生。

A

照X光有其必要性

「臨床上常遇到病人有類似疑問，看得出病人相當擔心X光的危害，」謝松志說，口腔及顎面區域大部分的組織與疾病無法透過肉眼直視，如果沒有X光的幫忙，就無法精準診斷，擬定適切的治療計畫，所以X光在牙科應用扮演重要角色。

特別是根管治療的療程較為複雜，治療前中後都有照X光的必要性。謝松志表示，根管治療前為了詳細檢查蛀牙範圍、牙齒缺損、牙根及根管數目、牙根型態與分布，以及確認牙根是否有彎曲鈣化或破損穿孔等情形，一定要拍X光才能判斷。

開始治療後，必須再透過X光影像了解治療成效，包括是否有遺漏的根管、舊封填物是否已清除乾淨、感染源有沒有徹底移除等。等到治療完成後，也要再透過X

光確認根管封填是否緻密，有無缺漏之處。完成充填的X光影像也會成為日後門診追蹤時的重要紀錄，以及將來牙齒贋復的參考。

根管長度測量儀可評估根尖孔位置

謝松志表示，治療過程中測定根管長度，除了拍X光協助判斷之外，也可以透過「根管長度測量儀（endometer）」偵測根尖孔的位置，幫助了解實際根管長度，精準度可達九八％以上，提高根管治療的成功率，也能減少病人照射X光的次數，降低病人的疑慮。

不過，「根管長度測量儀」只能評估根尖孔位置，要了解根管彎曲度或是否有鈣化等情況，還是必須藉由X光或牙科錐形束計算機斷層掃描（Cone Beam Computed Tomography，簡稱CBCT），才能清楚地一目了然。

謝松志表示，CBCT是以3D掃描方式呈現的檢查影像，能呈現細微的牙齒根管走向，及牙齒與周圍骨頭高度的立體關係，提供醫師較多治療訊息，其輻射量也比傳統的電腦斷層（CT）低，但目前牙醫界普遍以X光為評估根管治療病人的首要選擇；除非是懷疑有額外根管或複雜的根管型態，以及其他需要，醫師才會建議

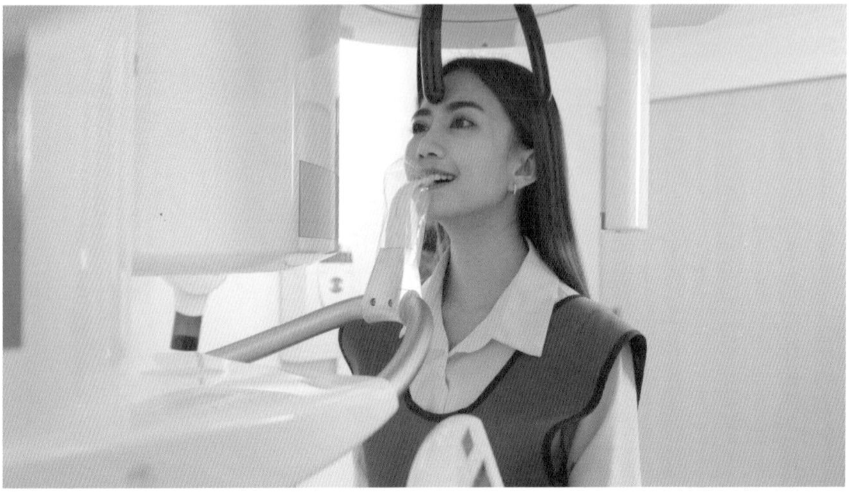

牙科X光的輻射量並不高，
拍攝過程也會穿戴鉛衣，應不會危害健康。

病人做CBCT檢查。

毋需擔心X光輻射劑量

至於病人擔心的牙科X光輻射劑量的問題，其實是多慮了。傳統的牙科X光片輻射劑量不高，數位化後的牙科X光機更是大幅減少輻射量，且因為省去洗片過程更加環保。

研究顯示，一次全口X光數位攝影的輻射量大約〇．〇一毫西弗，比搭飛機從臺北往返美西接受到的輻射量〇．〇九毫西弗還低。一般來說，一顆牙齒根管治療前中後頂多拍三至四次X光，病人在拍攝過程中也會穿戴鉛衣保護身體重要器官，整體而言是非常安全的檢查，對於健康不致構成危害。

42

根管治療後牙齒變黑，該怎麼辦？

有病人的大門牙在根管治療後變成黑褐色，在一口白牙之中看起來特別突兀，色差非常明顯，甚至到了「羞於啟齒」的程度，感到非常困擾。為什麼會出現這種情況呢？

A

牙齒發黑是內部因素

謝松志說，有些根管治療後的牙齒會變黑變暗，主要是因為牙髓壞死後，牙髓內血色素鐵離子沉積到牙本質內，牙齒出現色素沉澱反應。或者根管治療過程中，殘餘牙髓組織未移除乾淨、根管內含特殊藥物或含金屬離子成分或色素的充填材料等因素，造成牙齒呈現淺灰至深褐的變色現象。

謝松志指出，根管治療後的牙齒變黑，其處理方式無法採用一般的噴砂美白、冷光美白，因為這些常見牙齒美白方式，主要是解決牙齒外部的髒汙色素等問題，但根管治療的牙齒變黑，是內部沉積的色素或金屬離子透到外面去，本質上並不相同，處理方法也各異。

恢復牙齒原色三方法

目前處理根管治療後的黑牙使其恢復牙齒原色，有「裝牙套」、「陶瓷貼片」以及「齒內美白」等三個方式。

一、裝牙套

根管治療的牙齒結構已不完整，多半都會建議治療完成後，儘快做牙套將其保護起來，避免斷裂或細菌滲漏感染根管。戴牙套不僅有保護牙齒作用，也不用擔心牙齒變黑的困擾。目前牙套材質有「全金屬牙冠」、「金屬燒瓷牙冠」、「全瓷牙冠」等三大類，如果戴牙套的部位是前牙，顧及美觀可考慮金屬燒瓷或全瓷材質，比較接近牙齒原色。

二、陶瓷貼片

做法是先把牙齒表面磨掉約〇．三毫米至一毫米的厚度，再取模製作出薄薄一層瓷片，接著像戴面具一般，把陶瓷貼片黏合在牙齒上。因為只要極少量的磨牙，所以只會有輕微不適。術後飲食方面沒有特別禁忌，一般正常進食即可，但建議不要咬太過堅硬的食物以免貼片破損。夜間有磨牙習慣的人，應告知牙醫師並訂製專屬咬合板，供病人睡覺時戴著保護牙齒。

三、齒內美白

齒內美白的做法與根管治療相似，牙醫師把美白藥劑置放在牙髓腔中，再把開口填補起來後，病人就可以回家讓藥劑持續在牙齒中作用，產生漂白效果。早期齒內美白多半是用高濃度的過氧化氫（雙氧水）為漂白原料，比較容易衍生傷害牙周韌帶以及牙根外吸收的副作用，現在幾乎都改為「過硼酸鈉（sodium peroxoborate）」，比較能夠避免這些副作用。

不過仍要注意。置入藥劑後，牙內會產生氧化還原反應，每個人的體質及口內狀況不同，必須謹慎調整劑量和控制留置時間，無法完全排除藥劑滲透造成牙根吸收的後果。因此接受齒內美白的病人需要回診確認後續狀況，大概等候三至五天將藥劑取出後，由醫師評估是否牙齒已經恢復至原色，再決定是否繼續漂白（通常一至三次即可），才能把牙齒填充起來，完成美白療程。

42 醫生說蛀牙太深，需要做牙冠增長術，是否有必要？

「醫生，我的牙齒快要蛀光光，是不是只能拔掉了？」

「不一定！」王進瑋表示，過去如果牙齒蛀太深，往往只有拔牙並且接受植牙的處置方式，但是隨著「牙冠增長術」的發展，拔牙已經不是唯一的選項。

A

王進瑋表示，對於一些例如蛀牙過深、外力創傷牙齒斷裂，或是舊假牙邊緣不貼合導致再次蛀牙，使得牙冠部嚴重缺損，難以製作牢固假牙等情況，若評估牙根完好且有足夠長度，可以考慮接受「牙冠增長術」。

「簡單來說，牙冠增長術的發展，就是為了爭取留下多點齒質在牙齦之上，想辦法保留自然牙，」王進瑋指出，當蛀牙太深導致牙齦上的齒質破壞殆盡，沒有辦法好好做假牙、沒有齒質可以支撐牙冠，或牙冠邊緣無法好好貼合牙齒的時候，施行牙冠增長術可以解決這些困擾。

所謂「牙冠增長術」，就是藉由修除一些牙齒周圍的牙齦組織與齒槽骨，讓部分牙根部暴露出來當成牙冠的一部分，形同牙冠變長一般，增加假牙的支持度。

讓周邊組織更健康

王進瑋表示，「假牙品質對牙周病的預防非常重要。」

假牙邊緣密合度不佳容易使牙縫藏汙納垢，導致組織發炎破壞，再次蛀牙，甚至可能造成牙周病的發生。有些牙周病的原因正是因為假牙沒做好，牙肉刺激惡性循環造成周邊組織破壞。

「可以說，牙冠增長術不全然是為了裝假牙，而是為了周邊組織的整體健康，減少慢性發炎及牙齦紅腫，增加口腔長期健康的穩定性，」他指出。

除此之外，有些人做牙冠增長術則是基於美觀考量，可能牙齒太小或是牙齦萎縮不完全，微笑時牙齦露出太多，這時也可以考慮牙冠增長術讓笑容變好看。

牙冠增長術的做法是切除牙齒周圍部分組織，做骨頭修整，聽起來有點可怕，事實上並不會太不舒服。在局部麻藥下進行，通常一小時內可以完成，且術後只要服用消炎止痛藥就能控制疼痛。

病人接受牙冠增長術約一個半月到三個月後，需等到牙周組織癒合，才可進行下一個製作假牙的程序，過渡時期可先配戴臨時假牙。

不是每顆蛀牙都能做

王進瑋的團隊在美國時，於二〇一九年發表的大型回溯性研究結果指出，齒質破壞嚴重的牙齒，透過牙冠增長術以及根管治療重建假牙，十年的成功維持率大約八〇%左右，植牙則為九〇%。植牙成功率稍高一點，但牙冠增長術也不差，證明術後的自然牙可以撐很久。

但並非每顆蛀牙都能做牙冠增長術，必須看牙齒缺損的情況而定，例如齒質剩餘過少，或要移除的骨量太多影響鄰牙穩固等情況就不太適合，這時會建議採取拔牙後，再接受植牙手術的處置。

44

看牙讓人膽戰心驚，聽說有舒眠牙醫服務？

「看牙超可怕，我會昏倒！」這可不是玩笑話。

A

根據統計，至少約有一成的人患有「牙科看診恐懼症」，對牙科治療感到異常恐懼，可能是受到過去不愉快的看牙經驗影響，或是先天因素所致，看牙時出現全身顫抖、嘔吐、哭泣、血壓飆高等各種不適反應，甚至昏倒在診療台上。有的病人因為過於害怕，直到嚴重蛀牙，或是演變成蜂窩性組織炎才肯就醫。有些小朋友則是因為年紀太小，或因身心障礙疾患無法配合療程，全程用哭鬧抗拒，或是根本不上診療台。

過去遇到這種情況，普遍須全身插管麻醉處置後再治療，但近年來醫學技術進步，先進的「舒眠牙醫」提供病人另一個選擇，輕鬆解決牙齒疾病。

雙和醫院牙科部主任黃茂栓表示，舒眠牙醫是運用「標靶輸注全靜脈麻醉（TCI）」的方式，由麻醉科醫師依所需的麻醉深度，透過電腦控制藥物輸注幫浦，設定靜脈麻醉藥物於血液中的濃度，由電腦調控輸注速度，再配合生理監測，精準給予適當的藥物劑量，提供理想的治療環境。

看診過程如同打瞌睡

恐懼看牙的病人在半夢半醒的淺眠階段完成治療，大約一至兩小時，病人就如同打瞌睡一樣，跳過就醫時的恐懼及不適反應，「感覺像是睡個舒服午覺，起來時牙齒已經看好了，」他指出。

對病人而言，舒眠麻醉不只過程舒適，也減少了術後發生噁心嘔吐的機會，當停止麻醉後輕喚病人，就可以將病人催醒。

黃茂栓說明，多數病人術後五分鐘內即可甦醒，休息二十分鐘後，在家人陪伴下即可離開醫院，不需住院，相當安全且便利。

「儘管舒眠牙醫安全性高，不過只要是麻醉就有風險，術前仍必須接受完善的麻醉諮詢，評估身體狀況是否適合，」他表示，有些情況不適合接受舒眠治療，例如嚴重的顱顏異常、複雜性先天心臟病、癲癇、呼吸道較狹小，或是其他嚴重的系統性疾病。

若是牙齒問題複雜，治療需要兩小時以上，也會建議全身麻醉，以免舒眠治療過程發生嗆咳，增加危險性。

此外，接受舒眠牙醫術前必須禁食八小時，不能吃東西也不能喝水。病人甦醒後也要經過周全評估確認無礙才能離開醫院。

他提醒，擔心麻藥殘留影響，通常不讓病人自行返家，要有家屬陪同才行；回家後先喝一點水，如果不會嗆到的話，就可以開始正常進食。

一般民眾接受舒眠牙醫服務需要自費，健保並不給付；但若是腦性麻痺、癲癇病人、失智症、精神障礙、自閉症等身心障礙特殊需求者，可以申請健保給付。

45 沒有能力自行清潔口腔的老年人與身心障礙者，怎麼看牙？

A

一位年近九十的長者，因二度中風成為植物人，肢體受限無法自主照顧口腔健康，家屬雖有心照顧但難以周全，老人家出現牙齦紅腫發炎、口腔異味惡臭等情況，考量他身上放置有鼻胃管、氣切管及導尿管等維生設備，就醫恐勞師動眾甚至影響病情，所以遲遲無法成行。

像上述長者的情況並不少見。黃茂栓指出，當家中有行動不便或長期臥床的身心障礙親人，照護上大多會先關注病情復健，口腔清潔往往是被忽略的一塊，即使照顧者有心為病人清潔牙齒，但因為沒受過專業訓練，難以徹底執行，以致於病人口腔健康拉警報，甚至演變為嚴重蛀牙、牙周病，影響進食功能，衝擊整體健康。

想帶身障家屬就醫，往往也是困難重重。他表示，一般民眾一年的牙科就醫率大約為四八%，但身障者不到三〇%，因其肢體活動受限、咀嚼吞嚥困難、口腔肌肉及神經敏感等因素，治療牙齒需要受過特殊訓練的牙醫及設備，因此看牙變成浩大工程，影響就醫率。

特殊需求者口腔照護中心

看到特殊病人的需求，雙和醫院二〇〇八年設立「特殊需求者口腔照護中心」，專門服務特殊需求病人，包括先天性疾病、唇顎裂、發展遲緩、學習障礙、先天或後天受傷導致身心障礙、頑固性癲癇、多重障礙、顏面損傷、失智症、植物人等領有身心障礙手冊者，以及牙科恐懼及失能長輩等，每年約服務七千人次。

黃茂栓表示，「特殊需求者口腔照護中心」有「手術型牙科治療椅」，可使病人平躺，必要時可使用束縛板

到宅牙醫醫療服務對象

一、符合中度、重度或極重度身心障礙類別（且同時符合AB條件）：

A、病人只能維持有限之自我照顧能力，即清醒時，百分之五十以上活動限制在床上或椅子上。

B、有明確之醫療與護理服務項目需要服務者。

二、屬於「失能老人長照補助辦法」之補助對象，並為各縣市長期照顧管理中心之個案，並且因疾病、傷病長期臥床的狀態，清醒時百分之五十以上活動限制在床上，行動困難無法自行至醫療院所就醫之病人。

三、屬全民健康保險居家醫療照護整合計畫照護對象，並且符合上述一或二者。

保護及協助就診，另有全套麻醉相關設備，包括麻醉機、標靶型鎮靜舒眠麻醉機、電子式插管喉頭鏡、內視鏡等，可於門診進階治療室區，直接進行鎮靜或全身麻醉。顧及突發狀況意外，還有電擊器及制式標準型急救車等設備。

針對無法到中心治療的行動不便者，與就醫困難的中度、重度與極重度身心障礙民眾，經審核通過後，則會提供「到宅醫療服務」。

黃茂栓指出，到宅醫療團隊所需的人力物力龐大，醫療團隊每次出診都得背負重達五、六十公斤的行動醫療器材及藥品前往，雖然辛苦，但為了病人的口腔健康，大家都勇於承擔。到宅醫療服務服務項目包含牙周病緊急處理、牙結石清除、牙周暨齲齒控制基本處置、塗氟、簡單性拔牙及單面蛀牙填補等。他表示，雙和醫院持續關注身心障礙等特殊需求民眾的口腔健康，努力成果得到國際醫院聯盟（ＩＨＦ）之「企業社會責任卓越獎」殊榮，並於第四十屆世界醫院大會上頒獎表揚，並得到國內「國家品質標章」的肯定。

「推動身心障礙及特殊需求民眾的口腔健康，是一條辛苦而長遠的路程，雙和醫院牙科團隊未來仍秉持熱忱和愛心，堅持走對的路，繼續為有需要的民眾付出，」黃茂栓堅定地說。

PART 4

假牙、植牙，怎麼選擇？

每顆牙齒各有其功能，掉了最好補齊，到底要植牙或裝假牙，需看牙齒狀況才能決定。

諮詢醫師
吳家佑／臺北醫學大學牙體技術學系助理教授、北醫大附設醫院牙科部主任
馮聖偉／臺北醫學大學口腔醫學院副院長、北醫大附設醫院牙科部贋復牙科主治醫師
顏明良／臺北醫學大學附設醫院牙科部口腔顎面外科主治醫師

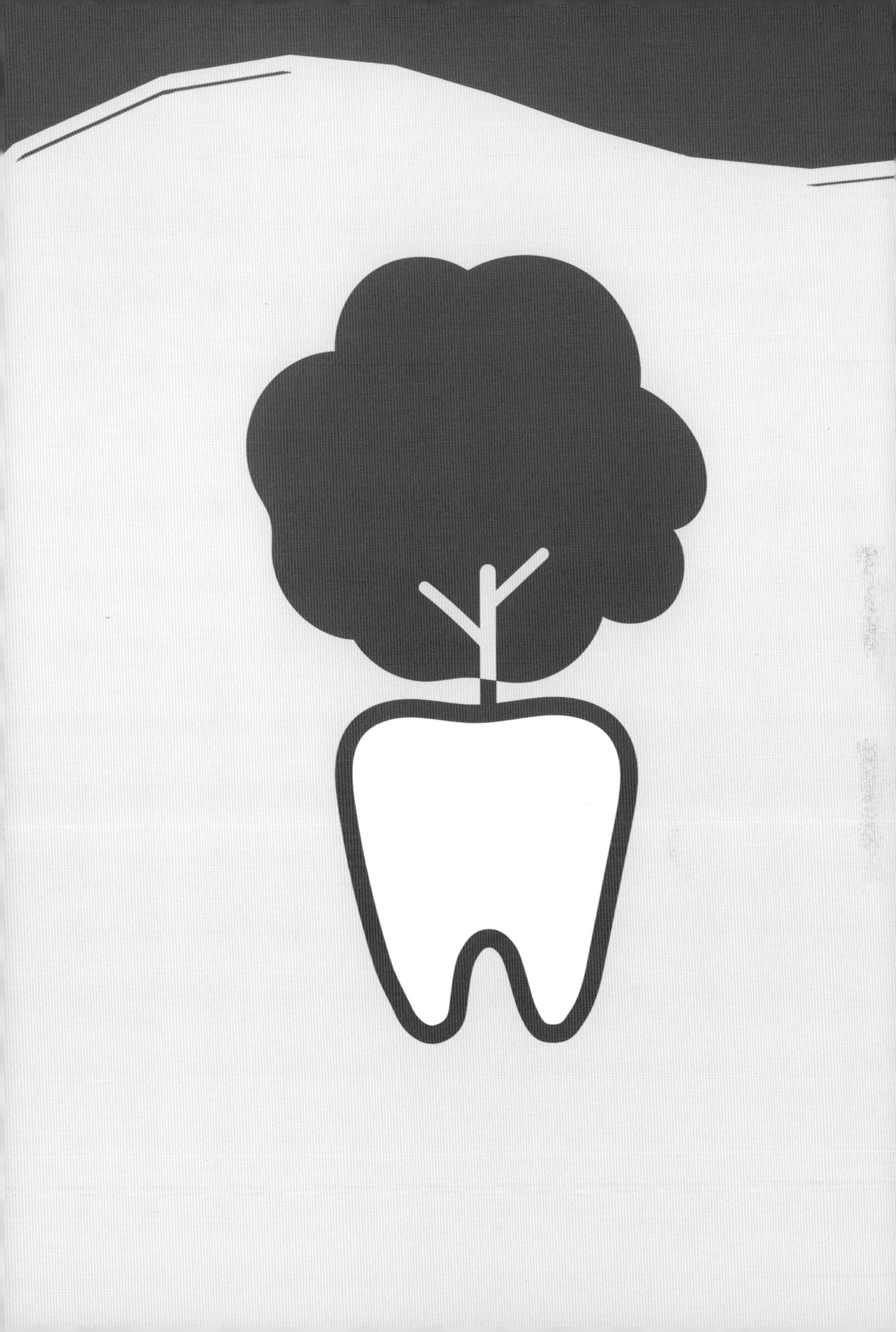

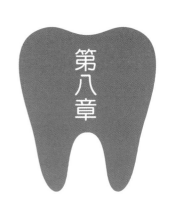

第八章

植牙風險比較高？

46 Q 牙齒一直補好麻煩，缺一兩顆牙應該沒關係，拔掉比較省事？

A

有些人牙齒出現問題，看牙醫之後需要來來回回修補，覺得很花時間，興起了乾脆拔掉、一勞永逸的念頭。如果你也是這麼想，千萬不要衝動。

北醫大附設醫院牙科部主任吳家佑表示，「自然牙還是最好的，牙齒可以修補是醫療科技發達後才享有的醫療服務，能夠修復並保留自己的牙齒，絕對比直接拔掉來得好！」

貿然拔牙未必省事

他指出，古早年代，治療牙齒技術不發達，拔牙或許是治療牙齒疾病的唯一手段，但現今醫療技術進步，修補材料日新月異，像是補牙從以前的銀粉，已進步到與牙齒顏色相仿的材料，不影響美觀。

再者，以往蛀牙嚴重到侵蝕神經，唯有拔掉一途；現在可以採取根管治療，既可以治療疼痛，又可以保留牙齒。

換言之，現今很多牙齒問題，可以透過修補等方式治療，以保留自然牙。如果想要跳過修補，直接拔掉，最終還是需要裝上假牙或人工植牙，同樣得花費一段時間，可見拔掉未必比較省事。

吳家佑指出，在國內修補牙齒或根管治療都有健保給付，醫療費用不高，只需要付出時間，在臨床上，鮮少遇到病人不想治療，而提出直接拔牙的要求。比較可能會出現的狀況是在國外，在沒有健保給付的國家，醫療費用較高，有一些民眾會直接拔掉。

牙齒一顆都不能少

成人的恆齒共有三十二顆，有些人因故缺了一兩顆，只要不影響美觀，可能就忽略它。事實上，每顆牙齒各有其功能，「一顆都不能少！」

吳家佑指出，一來每顆牙齒有其扮演的功能，例如大臼齒是磨碎食物，如果缺少其中的一顆，咬合功能就會變差，也意即咬合力下降。

二則是咬合不順的問題。牙齒之間原本是相互扶持，缺少了某一顆牙齒之後，兩旁的牙齒會逐漸的傾倒，角度會變得歪斜，衍生出清潔死角的問題，增加了蛀牙或牙周病的

小辭典

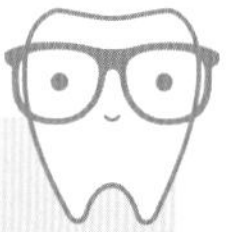

每顆牙齒的功能

門牙：切斷食物；配合嘴唇、舌頭發出某些聲音。支撐嘴唇，並共同形成顏面外觀的重要部分。

犬齒：撕裂食物，特別像是肉塊等大片食物；支撐嘴唇，有助於嘴角處的豐滿，做為牙齒咬合時之引導。

小臼齒：兼具切割及磨碎食物的功用。

大臼齒：咬碎及磨碎食物。

機率。

或者上下對應的牙齒會移位，久而久之則會造成咬合不順，可能造成顳顎關節不適或者疼痛。

缺牙的另一個風險是，時間一久，齒槽骨會日漸萎縮，如果齒槽骨萎縮嚴重，恐怕不利未來進行人工植牙。

47 到底該植牙還是裝假牙？

牙齒的主要功能是幫助咀嚼，如果牙齒掉了，即使只缺一顆，最好還是要補齊。市面上人工植牙一顆價格所費不貲，到底要植牙或裝假牙，是許多人的疑惑。

A

視牙齒狀況決定

吳家佑指出，植牙或裝假牙無法一刀兩切，而是要看牙齒的狀況。

一、可以考慮裝假牙的情況

當牙齒出現問題必須拔掉，但兩旁的牙齒尚在，可以裝活動式假牙，這是最簡單的方式。

不過，活動式假牙功能性不佳，「活動式假牙就像是轎子一般，旁邊的兩顆牙齒有如抬轎子的作用，在咬合上比較不牢靠，」吳家佑比喻。

另外是兩旁的牙齒尚在的情況下，採取固定式假牙。將缺牙區兩邊牙齒修磨後，

治療缺牙的三個方法

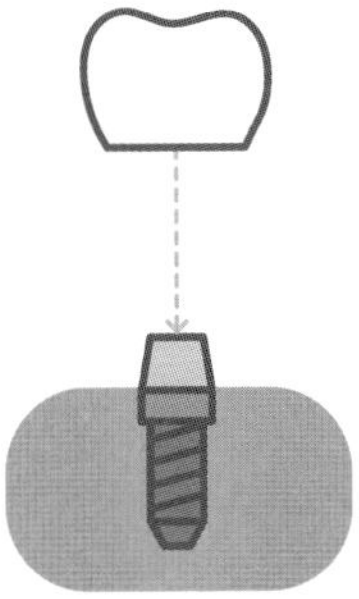

植牙

將人工牙根種入缺牙區的齒槽骨，等骨頭癒合後，再於穩定的人工牙根上做假牙。

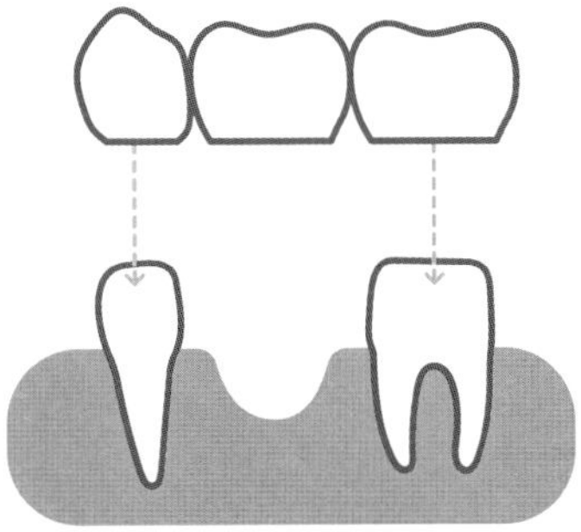

固定式假牙

主要取缺牙的前牙及後牙做為支撐，將前後牙磨小，然後做3顆相連的假牙。

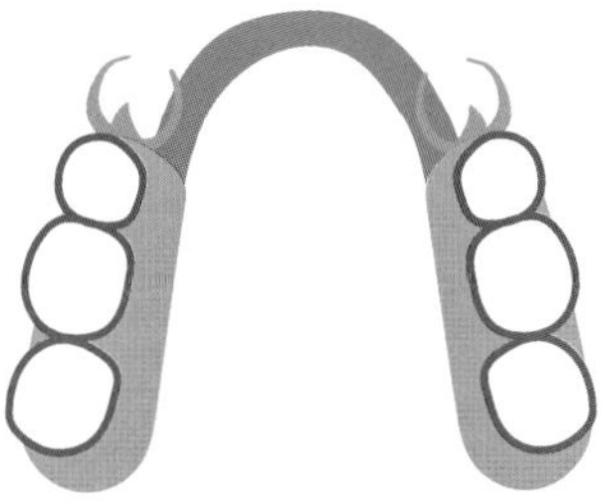

活動式假牙

做法類似牙橋，但修磨牙齒的程度比較少，且能自由拆卸。

兩邊牙齒成為橋墩，像橋梁一樣架起假牙。缺點是要修磨兩邊完整的牙齒，牙橋下方的空間無法以一般牙線清潔，較不易維護假牙的健康。

二、可以考慮人工植牙的情況

不必動到缺牙兩邊牙齒的重建方式，也就是「人工植牙」。

人工植牙包含兩個步驟，一是先植入人工牙根取代原本的牙根，其材質主要是鈦合金；二是做一顆牙套，而且不必倚靠缺牙旁的兩邊牙齒。

吳家佑進一步指出，雖然人工植牙價格相對較高，但愈來愈多人選擇人工植牙，優點是不必修磨旁邊的兩顆牙齒，對牙齒的傷害較小。

不過人工植牙必須進行手術，有一些條件限制與風險，未必每個人都適合進行人工植牙。

48 每個人都可以植牙嗎？有哪些條件限制與風險？

A

植牙包括兩個部分，一個是手術，將人工牙根植入；另一個是做假牙。植牙的條件與風險，通常是指進行手術的部分。

植牙手術的風險

吳家佑表示，植牙手術的風險與條件分為全身性與局部性。

一、全身性風險

全身性風險是考慮病人是否有心臟病、糖尿病、高血壓，以及是否對打針或藥物過敏。雖然植牙手術多為局部麻醉，但對於麻醉藥物過敏的病人，也不適合進行植牙手術。

「病人如患有嚴重心臟病、糖尿病，就要考慮是否要做植牙手術，」不過，吳家佑說明，如果這些疾病控制得當，植牙手術不像是心臟、肝臟開刀的大範圍手術，還是可以在專業醫師評估下進行植牙手術。

二、局部性風險

局部的風險是指植入的動作是否安全。植牙的過程中，有九九%以上是局部麻醉就可以進行：先將牙齦切開，植入人工牙根；人工牙根需要有足夠的齒槽骨，將其包覆起來。

吳家佑比喻，這就像蓋房子前要先打好地基，往上蓋的樓層才不至於搖晃或坍塌。齒槽骨就像是地基，也是可以植牙的地方，齒槽骨寬度與高度必須要足夠，才能將人工牙根植入。

如果齒槽骨不適合的話，像是萎縮、形狀不符合，就無法植入人工牙根，可能造成手術失敗。

植牙能否成功的第一道關卡

在決定是否植牙前，醫師首先會先詢問病人是否有全身性的疾病，是否對藥物或打針（麻醉藥）過敏等，如果有抽血檢驗的指數會更好。

第二則是進行牙齒的X光照，判斷齒槽骨是否夠寬或夠大，來決定是否可以進行植牙。

民眾在尋求植牙諮詢時，醫師是否有按照以上條件與風險等加以說明非常重要，這是決定手術是否成功的第一道關卡。

有些年長者對於植牙手術可能抱持退卻的心態，吳家佑倒認為，老人家有慢性病的比例雖然較高，但缺牙的比例也高，因此最需要植牙的族群其實以長輩為多。只要沒有全身性疾病，對藥物跟麻藥不會過敏，齒槽骨也適合植牙的話，「整體而言，年長者植牙的風險並沒有比較高。」

他說明，病人要清楚自己的身體狀況，在醫師詢問時必須誠實以告。如果是有糖尿病的病人，糖化血色素控制在六至七％；有高血壓的病人，如收縮壓控制在一三〇到一四〇mm/Hg，還是可以進行手術。

至於對麻藥過敏，吳家佑指出，麻醉藥物分成很多種，如果對某一種麻藥過敏，可以採取另一種藥劑，實務上比較少見對所有麻藥都過敏的病人。

抽菸會影響植牙風險

另外，植牙的風險與抽菸也有關係，這一點較少人注意到。

他表示，根據醫學文獻指出，糖尿病和抽菸是影響植牙手術成功率的風險因子。

植牙的傷口癒合跟成功率大有關係，抽菸會造成牙齒周遭的血液循環不好，如要提高成功率，最好避免抽菸。

「為了植牙而戒菸可能比較難辦到，但如果無法戒菸的話，可能要承受植牙不成功的風險，」吳家佑指出，植牙的第一階段是將人工牙根植入齒槽骨，人工牙根與齒槽骨密合的時間大約需要三至六個月，長則九個月，人工牙根若沒有順利跟齒槽骨密合，代表植牙不成功。

曾經有位菸癮病人，人工牙根沒有順利跟齒槽骨密合，牙根鬆動就會掉下來，研判是抽菸導致，最後還是請他戒菸，第二次進行手術才順利完成。

49

我想植牙，但醫生說要先補骨？

A

植牙分成兩個部分，第一個階段是將人工牙根植入的手術，第二部分是做假牙。第一階段的手術是植牙成功與否的決定性因素，重要性占八〇、九〇％以上。

人工牙根的材質為鈦合金，植入的人工牙根與齒槽骨是否穩固密合至為關鍵，這也是為何有些人在進行植牙手術前，醫師會評估是否需要補骨的原因。

需要補骨的兩大原因

為何會有齒槽骨不適合植牙手術？原因有二。

一、生理性原因

上了年紀的阿公、阿嬤缺牙之後，如果沒有立即補牙，嘴巴就會變得癟癟的，這是因為只要缺牙的時間一久，齒槽骨沒有功能性用途就會日漸的萎縮，屬於生理性原因。

二、病理性原因

另外是牙周病的病理性萎縮，牙齒周遭發炎，讓骨頭萎縮，這是造成植牙條件不好的主因。

吳家佑說明，牙周病病人沒有做好口腔衛生，造成牙齒發炎屬慢性疾病，病人可能沒有意識到牙齒狀況不佳，最後齒槽骨也慢慢萎縮。由於齒槽骨萎縮是不可逆，就算牙周病治療好後，也無法回復到原有的健康狀況，此時如果要進行植牙手術，就得先「補骨」。

補骨是在萎縮的地方填入骨粉，進行骨頭再生的工程。

骨粉的種類與選擇

骨粉成分有人骨、動物骨頭，以及合成骨粉，極少數來自珊瑚。

吳家佑形容，骨粉有如鷹架，協助骨頭再生，但蓋好房子之後，鷹架最後還是要拆掉才能入住。

因此，在配合骨頭成長過程中，骨粉要同時被骨頭吸收才行，此時骨粉被吸收的速度就很重要。

不同的骨粉被吸收的速度不一，所以牙醫師會視每位病人的狀況，再依照骨頭長成的時間，選擇不同種類的骨粉。如果要讓「鷹架」撐得比較久，就要選擇吸收速度較慢的骨粉，例如某些合成骨粉被吸收的時間較長，因此被轉換成骨頭的時間也會比較久。

一般來說，骨頭生成的時間約需三至六個月，但有些齒槽骨的狀況較差，生成骨頭的時間需超過半年，就要選擇合成的骨粉。

「醫師，那我要補哪一種骨粉比較好？」吳家佑常被病人問這樣的問題。他認為，骨粉成分沒有一定的好或壞，可由醫師視每一位病人齒槽骨的狀況來決定使用。

人或動物骨粉的吸收時間較短，約三至六個月；人工骨粉因為是合成的，有些人工骨粉可以設計為快速被吸收，有些則設計為較慢被吸收。

除了吸收時間長短，骨粉的另一個重點是，吸引骨頭長進來的特性。

至於應該選擇哪一種材質的骨粉，最基本的要求是必須符合法律規定，然後由醫師評估病人的齒槽骨缺損及骨頭癒合的時間長度來決定，並非價格愈貴，效果就會愈好。

齒槽骨萎縮程度決定補骨時間

至於補骨時間，會依齒槽骨萎縮程度而定，如果僅小範圍的缺損，在人工牙根植入的同時可以補骨，大約三到六個月後就可以裝假牙。

如果缺損範圍較大，就像地基不穩，無法直接上鋼梁（指人工牙根），就要先挖地基灌漿（補骨粉），每次修補的時間長達半年或九個月，甚至嚴重萎縮的齒槽骨必須二次補骨，因為等待骨頭再生需要較長的時間，這也是為何有些人植牙時間會拉長到一年以上。

50 微創植牙、數位植牙、雷射植牙、舒眠植牙……該怎麼選擇？

A

傳統的人工植牙在手術部分，指的是牙醫師會將牙齦切開，看到齒槽骨，植入人工牙根，再進行縫合，可能會造成傷口腫脹、不舒服。

新興的植牙方式

為了盡量減少不適，同時提高植牙成功率，現在有許多新興的植牙方式，分別說明如下：

一、微創植牙

為避免傷口大造成腫脹不適，於是有了「微創植牙」。

吳家佑表示，微創植牙是用小範圍的方式進行精準植牙手術，在電腦斷層影像的幫助下，製作3D數位導引板，讓牙醫師可以精準地在小範圍內切開牙齦，傷口小，流血較少，也減少術後的腫脹。

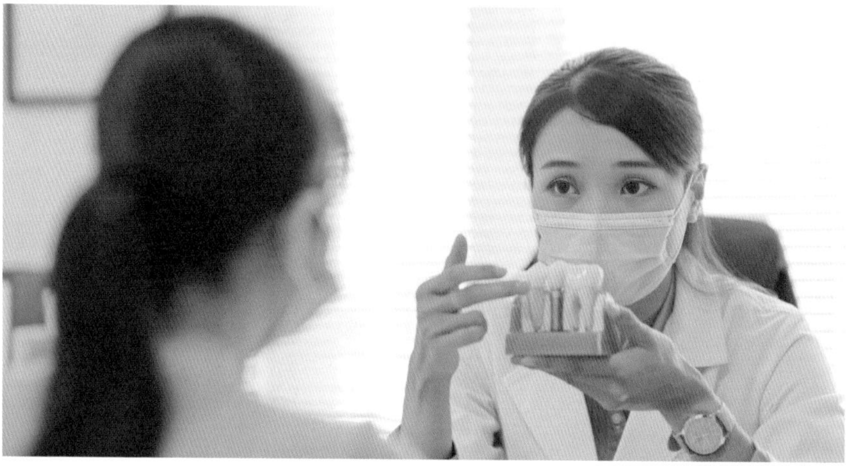

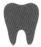

人工植牙手術方式多元，要選擇哪一種，
必須由專業醫師評估才有保障。

不過，進行微創植牙的條件是齒槽骨本身要寬大，比較不會造成手術的失誤；如果齒槽骨條件不好，在小範圍開刀，反而會造成誤差，因此是否適合進行微創植牙，必須由醫師進行專業的評估。

二、數位植牙

「數位植牙」是以3D數位方式，事先透過電腦斷層掃描患部，在數位檔案上先進行植牙規劃，就像開車時用GPS導航一樣。

牙醫師透過螢幕定位後，即時導航到人工牙根植入的位置，優點是精準定位，當植入位置靠近神經時，光靠經驗判斷可能還不夠，可以借助數位導引方式精準定位，增加手術安全性。

三、雷射植牙

傳統植牙在切開牙齦時，使用的器械是手術刀，齒槽骨的骨頭則是靠鑽孔鑽洞。在這個過程中，也可以選擇以「雷射」切開牙齦或骨頭，但如果骨頭太粗硬，就不適合雷射。

有些人害怕聽到器械鑽洞的聲音，因此「雷射植牙」的好處是，以雷射方式切割不會有器械聲音，並避免傷口流血太多，以及術後的傷口腫脹。

四、舒眠植牙

許多人忌憚讓牙醫師看牙齒，最主要的原因是怕痛，或者是對器械產生的尖銳鑽耳聲產生恐懼，人工植牙必須要有植入人工牙根的步驟，光想像就令人卻步。因此一看到標榜「舒眠植牙」或「無痛植牙」的字眼，就會特別吸引人。

舒眠植牙是指在傳統植牙手術中配合鎮靜麻醉，就像在做無痛胃鏡或大腸鏡檢查時，採靜脈注射鎮靜劑後，讓受檢者睡著，檢查過程中就不會感到疼痛。

換言之，舒眠植牙是在鎮靜麻醉後，病人進入睡眠狀態，再進行患部的局部麻醉後做植牙手術。不僅是植牙手術中可以配合鎮靜麻醉，有些人對於看牙齒會特別緊張，像是做假牙、補牙、洗牙時，也可以用鎮靜麻醉。

採取舒眠或無痛植牙，必須由麻醉科醫師進行，術前必須有鎮靜麻醉評估，對麻醉藥過敏、有嚴重心臟病、高血壓或睡著後會影響呼吸道的病人，就不適合使用舒眠或無痛植牙。

隨著人工植牙手術日新月異，到底要選擇哪一種方式，吳家佑認為，除了預算考量外，還是建議由醫師進行專業的評估。

51

可以用自己的牙齒植牙嗎？

牙齒是自己的最好，能不拔掉就不要輕易拔，除非不得已，像是許多人因為智齒長歪了，清潔不易造成反覆發炎，雖然沒有蛀牙或缺損，還是只能將智齒除之而後快。又或者在臨床上，有些接受齒顎矯正的病人，為了讓牙齒排列整齊，必須拔除小臼齒或是其他牙齒。

A

有鑑於此，「北醫牙齒銀行」於二〇〇八年設立，將沒有嚴重齲齒與牙周病的健康牙齒，進行短期或長期的冷凍保存，以便將來缺牙時，能夠把健康的牙齒植回自體口腔中。

臺北醫學大學附設醫院牙科部口腔顎面外科主治醫師顏明良指出，冷凍保存的牙齒用途有二，一是整顆牙齒可以進行自體移植；二是提取牙齒的鈣質，經過處理後磨成粉，在人工植牙過程中做為齒槽骨補骨粉的來源，無須藉由外來物成為補骨的材料。

自然牙是最好的這個觀念不無道理，他指出，雖然人工植牙在功能面上，有九九％可以滿足咀嚼功能，但無法完全取代自然牙。

自體齒移植的困難度

目前的人工植牙，大部分還是採取植入人工牙根，主要是自體齒移植手術中受限於一些條件，使用自然牙的自體移植，以往成功率僅五〇％，近年來雖然提高到八〇％，仍不如人工植牙超過九〇％的成功率。

原因為何？顏明良解釋，人工植牙可以在植入前，先計算好尺寸，做好假牙，人工牙根植入的窩洞也可以修整尺寸；而傳統自體牙齒移植，是先將自體提供齒完整拔除後，然後根據自體提供齒的形狀，在預計植入處修整齒槽骨，讓齒槽骨的形狀與牙根形狀接近，最後將自體提供齒植入並固定。

問題來了，每一顆牙齒的形狀都不同，牙根長度不一，自體提供齒移植視同將牙齒「搬家」，但新家已非原來的窩洞，只能在手術過程進行調整，無形中增加自體提供齒暴露在外的時間，表面細胞存活率不高，影響自體齒移植的成功率。

自體提供齒拔除後，離開口腔的時間愈久，愈容易對牙齒牙根細胞造成傷害。根據統計，拔除後三十分鐘內是移植的黃金時間，移植手術時間的長短，對於手術預後也會有明顯的影響，這也是為何自體移植較不受青睞的主因。

3D列印最快三分鐘完成移植

為了縮短自體提供齒拔除後，反覆修整齒槽骨的等候時間，臺北醫學大學牙體技術學系與附設醫院共同研發，運用3D列印技術，輔助牙齒自體移植。

在移植手術前，先透過3D列印製作可移植牙齒（自體提供齒）的模型齒，根據模型齒形狀修整預計植入的齒槽骨，待修整為適當尺寸後，再將自體提供齒拔起植入，大幅降低自體提供齒在口腔外的時間，爭取移植的黃金時間。

利用3D列印技術，自體提供齒拔除到移植完成，最快三分鐘以內可完成，提高預後品質。

有植牙需求的病人，除了可接受傳統假牙植牙，也可選擇自己的牙齒進行自體移植，藉由改變牙齒的位置，讓原來功能性低的牙齒變成功能性高的牙齒，例如智齒就是自體提供齒很好的來源之一。

至於傳統假牙植牙與牙齒自體移植如何選擇？

顏明良表示，需視個人狀況而定。傳統假牙植牙手術在統計上有其使用年限，依據病人維護與使用狀況，假牙植牙可使用二十至三十年，但如有其他併發症，可能會面臨二度植牙。

牙齒自體移植的限制與風險

牙齒自體移植因使用自己的牙齒，比較沒有排斥問題，清潔維護如同自然齒，但自體齒移植還是有條件上的限制，首先是自體提供齒必須拔得起來，第二是植入的位置不能夠有嚴重發炎、齒槽骨缺損或是萎縮太多。

其他如智齒形狀、有齲齒狀況的牙齒、牙根過短或其他齒源性發炎等，也是影響能否自體提供齒移植的因素，也就是說，並非所有人都適合自體提供齒移植，有需求的病人可先諮詢專業醫師。

另外還有一個風險是，自體提供齒移植後，可能發生牙根吸收。

小辭典

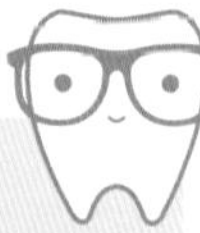

牙根吸收

當外傷或刺激，導致牙根表面上的保護層消失或是被破壞，牙根的結構將會遭受蝕骨細胞的侵蝕，在X光影像上可看到牙根像被蟲吃掉一樣。

顏明良解釋，牙根吸收是因為牙齒有一些發炎問題，例如根管治療、外傷、蛀牙或牙齒發育過程中互相推擠所產生。自體提供齒移植因為有拔牙的因素，發生牙根吸收的機率較高，但並非所有自體齒移植者都會發生，每個人移植完後多久發生牙根吸收的時間也不一。雖然如此，有些民眾考量宗教因素、年紀較輕，或有不好的人工植牙經驗等，會考慮選擇自體齒移植。

人工植牙係全自費，自體齒移植除3D列印自體提供齒的模型齒需自費外，其他有健保給付，有預算考量者也可能會選擇自體齒移植。

不過，顏明良直言，自體移植必須具天時、地利、人和諸多條件搭配，目前植牙仍以人工假牙植牙為主流。

自二〇一九年使用3D列印自體植牙迄今，北醫大附設醫院完成約四十顆以上的自體提供齒移植，目前為止未發生其他併發症，也是國內進行自體提供齒移植成功案例較多者。

第九章

傳統假牙比較耐用？

52 牙齒缺角一定要做假牙嗎？

A

有些人喜好吃海鮮，尤其是大啖螃蟹，一個不小心就「喀擦」一聲，蟹腳沒有被咬斷，而是牙齒先缺一角；也有人是隨手抓一把堅果來吃，咬著咬著，沒想到牙齒也就應聲斷了一角。

如果剛好斷在門牙，影響門面，大多數人會選擇處理；如果是臼齒缺一角，除非會痛，多數人選擇忽

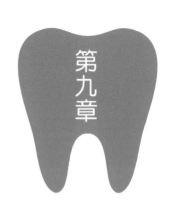

略它，等到會痛時再來做處理。

缺角也要處理

「牙齒有其功能，即使只是缺角，也一定要做後續處理，」北醫大附設醫院牙科部贗復牙科主治醫師馮聖偉表示，不只門牙容易缺角，全口的牙齒都會有缺角的情況發生，像是門牙可能是咬到筷子的意外，後牙則是經長期咀嚼、習慣性咬緊牙關，長期下來形成窩洞，或者是吃到硬的東西，造成缺角或琺瑯質裂掉。

至於牙齒缺角是否要做假牙，需視缺損的嚴重性而定。

一、牙齒缺損不嚴重時

「如果只是琺瑯質破壞，可以用填補方式；如果已經裂損到牙本質的部分，就會感到牙齒酸軟，大範圍的毀損就必須做假牙。」

馮聖偉指出，小範圍缺損採取補牙方式，約二十年前是使用銀粉，後來研究發現有影響健康之虞。現在改使用俗稱樹脂的複合材料填補，但材料不只樹脂，還有混合無機質填料，較有可塑性。

複合型樹脂具有與牙齒顏色相仿的優點，牙齒琺瑯質及牙本質經過臨床處理過後，也可以與樹脂有化學性的結合，更進一步的是奈米級樹脂，有些可以釋放氟化物，保護牙齒防止蛀牙。

如缺角的牙齒本身還健康，牙根也健在，可以另外做固定的補綴物，或稱是嵌合體（修復體），利用黏著劑加上技術將它固定在牙齒上，材質分為金屬與陶瓷。

二、牙齒缺損嚴重時

如果是缺損嚴重，無法以小範圍方式填補時，但牙根還健在，就必須做固定式的假牙（或牙套）。

若已傷害到牙髓神經，就需要先進行根管治療。而如果牙根毀損，無法做牙套與保留時，必須另外做牙橋型的固定式假牙，或者是進行單顆的人工植牙。

53 做假牙牙套為什麼要打釘子？

有人聽到做（假牙）牙套要「打釘子」，始終不知何意，而且「打」這個字也可能讓人退卻，到底什麼是打釘子？

A

馮聖偉解釋，俗稱「打釘子」，其實是在牙根根管內黏上牙釘，做為支撐之用。是否需要放釘子，與剩餘牙齒齒質多寡有關。

因為經過根管治療後的牙齒結構比較脆弱，像是牙齒已有高達一半的結構毀損，而且剩餘牙齒（牙冠）無法撐住假牙，產生搖晃，必須放一根支柱，這個支柱就是「牙釘」。牙釘貫穿牙根根管與牙齒，用黏著劑固定，就像一根「頂梁柱」一般，協助支撐牙套，讓結構更穩固，牙套不致鬆動脫落。

牙釘的材質

牙釘材質有金屬（鈦合金、銀鈀合金與金合金），玻璃纖維、二氧化鋯，各有其優缺點。

一、金屬

金屬的優點是具有強度及延展性，但金屬不透光且顏色會顯露出來，如果有美觀的考量時，不適合放在門牙。

二、玻璃纖維

玻璃纖維的好處是材質跟牙齒相近，也具有彈性，但整體強度較不如金屬及二氧化鋯。

三、二氧化鋯

二氧化鋯顏色跟玻璃纖維一樣，與牙齒相近，強度比玻璃纖維高，但缺點是較金屬缺乏延展性，受力過大時有容易斷脆的風險。

至於病人適合使用哪一種材質，必須由牙醫師依學理、經驗、臨床需求，牙齒結構完整性等考量予以決定。

54 固定式、活動式假牙，哪一種比較好？

傳統假牙可以分為固定式與活動式，各有其優缺點，到底哪一種比較適合自己，必須由醫師視病人口腔內牙齒的實際狀況進行評估。

A 固定式假牙需要有牙橋跟牙冠，如果缺一顆牙，就要修磨兩旁的鄰牙，必須做三顆牙冠，牙橋則做為固定之用；活動式可以取下假牙，方便清潔，部分缺牙或全口假牙都可以採取活動式。

固定式與活動式假牙的區別

一、固定式假牙

在不考慮植牙的情況下，假牙的製作以固定式假牙為主。

如果缺一顆，至少要做三顆假牙；缺兩顆，就需要做四至六顆假牙。

馮聖偉指出，固定假牙的優點是比較美觀且方便，不會有異物感，也不必像活動式假牙必須取上取下，缺點是要做固定式牙橋，必須修磨到健康的鄰牙。

二、活動式假牙

「缺牙多於三顆時，不建議使用固定牙橋，因清潔不易，容易產生蛀牙及容易鬆脫毀損，這個時候就會使用活動假牙重建，」他補充。

尤其，高齡者缺牙較多時，適合活動式假牙，取下來後比較容易清潔。不過，活動式假牙咀嚼效率較差，初期配戴會有異物感，需要花長時間適應，而且會影響發音，沒有固定式來得好。

活動假牙的主要缺點是缺乏自然牙齒的支撐。全口活動假牙咬合需要靠牙齦軟組織支撐，假牙會隨著咀嚼有搖晃感；如果是局部活動假牙，尤其是單顆，因體積小，特別需要留意會遺失不見。

讓全口假牙戴起來更舒服

有鑑於全口活動假牙可能有吸附力不佳的問題，為

小辭典

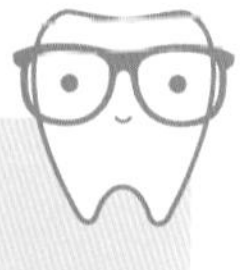

牙橋

是一種固定假牙，彌補缺失的牙齒。缺齒位置的假牙藉助相鄰的牙齒製作的牙套固定，由於兩旁的牙齒充當橋墩的角色，而連接的假牙則為橋面，所以稱為牙橋。

了增加吸附性，有廠商推出BPS（Bio-functional Prosthetic System）系統，改良傳統製造假牙的方式，讓戴全口活動式假牙的民眾感到更密接、舒服。

馮聖偉補充，國外研究發現，全口活動式假牙戴久了，上顎相對於下顎比較不會有問題，下顎因為義齒覆蓋範圍比較少，加上舌頭的關係比較容易會戴不住，久而久之，上顎與下顎骨頭皆會漸漸萎縮。

目前國內外的醫療趨勢是在病人做全口假牙時，於下顎植入兩顆固定的人工牙根，做為「卡榫」，以支撐下顎全口活動假牙。

隨著國內人口高齡化，北醫大附設醫院開設高齡者牙科，專門針對高齡者牙科問題做診療。由於使用全口假牙以高齡者為主，近幾年來，他也建議，國內高齡病人提早採取先植入兩顆人工牙根，再搭配活動式全口假牙。

「高齡者只要沒有骨質疏鬆嚴重到必須打骨質疏鬆針劑，或是全身性問題的，即使七八十歲以上，植入兩顆人工牙根的成功率也是滿高的，」馮聖偉說明。

55 全金屬、金屬燒瓷、全瓷等假牙，有什麼不同？

隨著牙科醫材的日新月異，假牙的材質琳瑯滿目，在預算、實用性，以及美觀的考量下，要如何選擇比較好？

A

一般而言，假牙（指牙冠）材質分為全金屬、金屬燒瓷，以及全瓷。

假牙的三大材質

一、全金屬假牙

馮聖偉說明，全金屬指的是金屬材質，通常是以不同比例的金屬材料合成，優點是強度與延展性比較好。

目前以鈦合金為主，銀鈀合金與金合金則因為國際貴金屬飆漲，導致成本提高，近年來使用率逐漸降低。

金屬材質適合咬合力大與需要咀嚼硬食的部位，例如後方的牙齒，但缺點是會影響美觀。

二、金屬燒瓷假牙

金屬燒瓷指的是「金屬燒附陶瓷」，內層是金屬；外層是陶瓷。

其製造過程分兩種，一種是傳統的鑄造，尤其是黃金延展性高，密合度跟延展性最好，硬度也跟牙齒最接近，但是黃金隨著金價而成本上升，臨床上已不復見黃金材質。

現在有電腦輔助設計及製造，讓假牙製造更加精準，密合度更好，但也因為貴金屬成本較高，目前多以生物合金或鈦合金為主。

金屬燒瓷具有全金屬與全陶瓷的部分優點，金屬密合度比較好，加上陶瓷較美觀，門齒與後牙皆適合使用。

不過，也因為是兩種材質以燒附方式合為一體，陶瓷使用久之後，會有容易裂掉的風險。

三、全瓷假牙

全瓷區分為全部陶瓷，以及外層是陶瓷、內層是二氧化鋯，優點是既可以增加強度，又有顏色類似自然齒的優點。

隨著材料進步，也有全顆假牙皆是二氧化鋯（即「強化後的陶瓷」），其顏色接近

三大固定假牙材質

全金屬牙冠

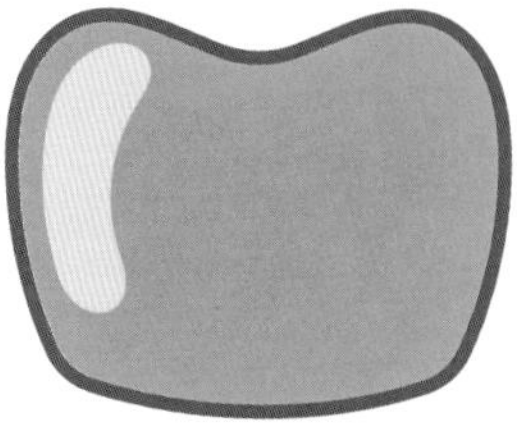

具有延展性
密合度較高
較不會斷裂
較影響美觀

金屬燒瓷牙冠

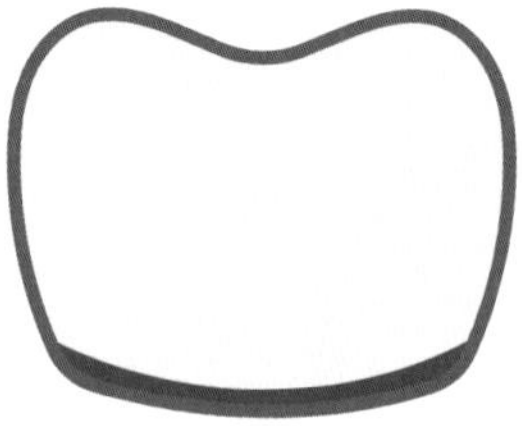

修磨量較多
可能會瓷崩
邊緣有黑線

全瓷牙冠

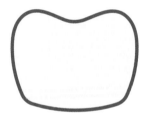

擬真度高
較為美觀

自然齒，密合度也逐漸接近金屬。

門齒優先選擇全瓷冠

一般而言，如果是門齒，優先選擇全瓷冠（二氧化鋯加陶瓷），顏色接近自然齒，既可達到美觀，與牙齦的貼合度又好，但價格相對較貴。

如果選金屬燒瓷陶瓷，由於內層是金屬，久而久之會露出金屬線的顏色，影響美觀，但價格相對便宜。

最後醫師提醒，不管是使用哪一種材質的假牙，都必須注意清潔牙齒，正確清潔可以讓假牙使用壽命較長，另外也要定期洗牙。

PART 5

找回美麗亮白的笑容

愈來愈多民眾有牙齒矯正與美白的需求，諮詢專業牙醫師，才能找出適合自己且有保障的方法。

諮詢醫師

鄭信忠／臺北醫學大學口腔醫學院院長、北醫大附設醫院牙科部齒顎矯正科主任

林光勳／萬芳醫院牙科部家庭牙科暨牙體復形科主治醫師

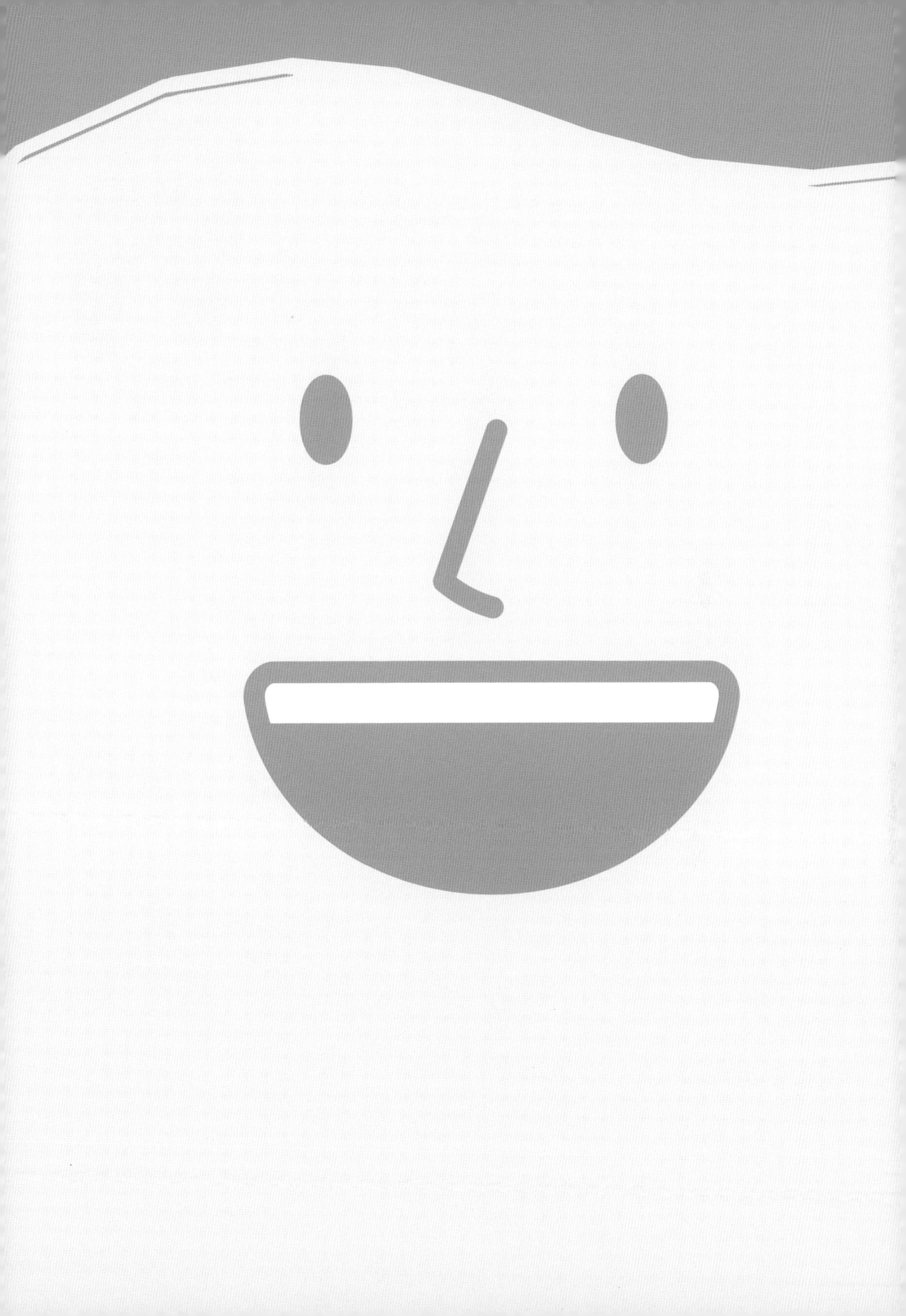

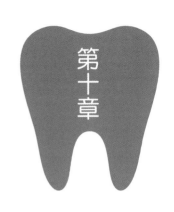

第十章

牙齒矯正是必要還是流行？

56 為什麼愈來愈多人在進行牙齒矯正？

A

有沒有發現，身邊有愈來愈多的親友，不分年紀，都在進行矯正牙齒？這番景象跟二、三十年前大大不同。那麼牙齒矯正究竟是需要性（dental need），或是需求性治療（dental demand）？

北醫大附設醫院牙科部齒顎矯正科主任鄭信忠表示，一個人的牙齒咬合不正，可以從三個面向來看，一來是齒列不整齊，影響美觀；其次，影響牙齒健康，像是不容易刷乾淨，發展成蛀牙或牙周病；再來，會影響咀嚼及發音功能不完全等，如引起胃病。

嚴重咬合不正，一定要做矯正

「如果是輕微咬合不正，僅影響到美觀，有一些人不在意外貌，終其一生未牙齒矯正，這類型屬於有矯正的需要，如果病人無動機接受治療，即沒有矯正的需求，」他分析。

「有些狀況則是一定要做矯正，」鄭信忠強調，一旦咬合不正嚴重引起顳顎關節問題，像是發音不正、吃東西也有困難，甚至是不敢開口的嚴重心理障礙，導致社交障礙等問題，像是俗稱的暴牙、戽斗等嚴重的咬合不正，就不可輕忽其引發的身心理問題。

他直指，如果嚴重咬合不正，不僅影響美觀，甚至是健康跟功能性的問題，等於是「牙科的殘疾人士」，一定要進行牙齒矯正。

例如有位嚴重咬合不正的病人，矯正前牙齒無法正常「咬合」，無從感受咀嚼的滋味，連麵線都無法咬斷；矯正完之後，病人驚呼：「原來牙齒可以咬斷麵線。」

矯正需求性日益增加

不過，鄭信忠也指出，隨著生活水準提高、日漸追求好的生活品質，及重視外在形象，因此除了牙齒矯正的需要性外，需求性也會隨之增加，這也是為何現代人矯正牙齒的比例會愈來愈高。

他回想，在民國五〇年代左右，臺灣已經有牙齒矯正技術，但當時觀念不普及，民眾不相信硬邦邦的牙齒，透過矯正可以移動，甚至斥責醫師：「騙肖ㄟ！」

三十五年前，一間小學的一個班級，很難找到一個戴牙套矯正牙齒的學生。現今牙齒矯正的觀念相當普及，早已不可同日而語，反而是小學的一個班，至少有十位以上或一半以上戴牙套，「沒戴牙套才是稀有動物，」鄭信忠補充，在臨床上還遇過學童因為同學都有矯正，也吵著要做矯正的例子。

鄭信忠總結，國內牙齒矯正比例愈來愈多，原因不外乎生活水準提高、民智大開、對口腔健康與美觀的重視、牙醫界的肯定，加上國內牙技術已經與國外並駕齊驅，更讓民眾安心地接受牙齒矯正。

57 想做齒顎矯正，是否有年齡限制？

A

齒顎矯正可分為「牙齒」與牙齒所附著的「顎骨」。牙齒生長於顎骨上，年紀愈輕，骨頭活力愈強，牙齒移動速度與效果愈好。相反地，年紀愈大，骨頭發育完全後，效果相對較差。

矯正的時間點

牙齒分為「乳齒」與「恆齒」，一般人在國小六年級或國一的年紀，就會從乳齒完全換牙至恆齒，因此牙齒矯正的年齡，一般都會等到恆齒全部長出來後才會進行。

鄭信忠表示，綜合文獻研究指出，醫界普遍共識是：牙齒矯正是等恆牙長齊之後進行矯正，臨床上約有七〇至八〇%的牙齒矯正等，是恆齒長出來後進行。

一、提前矯正的原因

「不過，有二〇至三〇%的狀況必須提早介入矯正，例如六至十二歲的兒童，屬於乳齒與恆齒的混合齒列期。」

提早介入矯正的原因，不外乎是齒列不正有「前牙倒咬」（錯咬），嚴重影響牙齒發育；或明顯暴牙，下面門牙咬到上顎門牙後面的牙齦。

還有些是幼兒時期有吸允大拇指或以口呼吸的不良習慣，導致牙齒異位。

除此之外，有些中年人原本只有一兩顆牙齒不正，年輕時不會影響咬合，但隨著年齡增長，罹患牙周病而逐漸鬆動位移，如果影響咬合，建議可以進行牙齒矯正。

小辭典 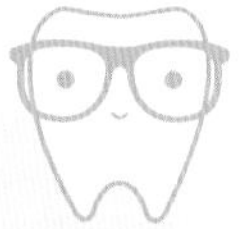

正顎手術

是將形狀或位置不正常的上下顎骨，藉外科手術的修整，恢復成正常形狀、功能及關係位置。

因為上下排牙齒分別長在上下顎骨，形成上下排齒列的咬合關係，開刀時要對好上下排齒列的咬合，上下顎才會對正，因此正顎手術都須合併齒列矯正治療，才能完美成功。

如戽斗病例，下顎太長導致下排牙齒咬到上排牙齒前面及補償性不正常排列，形成倒咬等咬合不正，以「矯正優先」治療模式為例，開刀前需進行約八個月的齒列矯正，讓上下排齒列排到下顎骨開刀後移時，上下齒列能對起來的狀況，然後做正顎手術，術後上下顎需固定六週後，再進行約半年齒列矯正，才可大功告成。

二、年長者的矯正需求

至於年紀大的長者是否有需要進行矯正？

「當然可以！」鄭信忠表示，年齡愈大的病人大部分只建議做單純性牙齒移動，因為速度跟效果皆不如發育期的年輕人，對疼痛的適應性也比較差，不過優點是成年人對矯正的動機比較強，會更認真做好口腔保健，矯正效果相對較好。

有時必須先進行正顎手術

如果長者是顎骨的問題，包括上顎骨突出，俗稱的「暴牙」，或下顎骨突出，俗稱的「戽斗」，甚至是兩邊顎骨不對稱，牙齒排列也會不正常，這類狀況必須進行正顎手術合併牙齒矯正治療。

臨床上有七至八成的牙齒矯正不需要開刀，但有二到三成要先進行正顎手術合併牙齒矯正。像是有位高齡七十二歲的老太太要做部分的活動假牙，但因為牙齒嚴重傾倒，需用矯正治療以扶正牙齒，才有利假牙製作。

因此牙齒矯正的年齡並未有一定限制，端視個人齒顎狀況，最重要的是，必須由齒顎矯正專科醫師進行完整的評估。

58

有人一年就完成矯正，也有人動輒四、五年，為何差異如此大？

A

牙齒矯正期間除了影響外貌美觀，吃東西也有些不方便外，口腔清潔也較不易，如果需費時數年，的確會讓人為之卻步。到底牙齒矯正需要多少時間呢？答案是因人而異，矯正期間短則一年，長則好幾年皆有。不過，為了牙齒健康與美觀，進行矯正務必要有耐心。

平均矯正時間為一年半到三年

牙齒矯正的療程可分為矯正前、矯正中與矯正後。矯正前，包括矯正檢查與說明後，像是如果有蛀牙、牙周病的問題，必須要治療好才能開始矯正。矯正中是指矯正的治療時間；矯正後是指完成矯正後必須帶維持器（固定式或活動式）至少一年，並再次進行追蹤檢查。

鄭信忠指出，矯正時間依病人的年齡、矯正方式以及難度程度而定，如採用傳統矯正器的矯正時間，依難易度不同，平均是一．五年至三年。

依據鄭信忠於二〇一六年針對全臺灣齒顎矯正專科醫師進行的調查顯示，病人總治療時間以二至二．五年占絕大多數（六二．二%），其次是一．五至兩年（二六．二%），一至一．五年與二．五年以上者分別占二．九%、八．七%。

複雜案例矯正時間會更久

而依鄭信忠的個人經驗，病人治療從半年到二．五年，有的到三年，平均為一．五到兩年，長達四年的較為罕見，屬於比較複雜的案例。

像是有病人是齒顎不正，下顎嚴重突出（俗稱「戽斗」），必須執行正顎手術合併牙齒矯正，治療時間也要看嚴重狀況決定，前後約一年半到兩年半。

或者是病人齒列不整，需要先拔牙騰出空間後，再進行矯正。通常矯正醫師會給予病人治療計畫，並跟病人說明，如不想拔牙，矯正效果會不一樣；另外也有個案是牙齒太擠，如堅持不拔牙，就很難達到效果。

因此每個人牙齒矯正難易程度不同，時間長短不一，必須由矯正醫師來進行專業評估。

59 傳統的金屬頰側矯正器、自鎖式矯正器與近年熱門的隱形牙套，各有什麼優缺點？

A

二十年前，藝人小S戴著牙齒矯正器主持節目，開口講話時，可以明顯看到牙齒上的金屬矯正器，被冠上「大鋼牙」的封號。當小S拿掉牙套完成矯正後，臉型一百八十度轉變，她出書分享牙齒矯正點滴，也掀起牙齒矯正旋風。

牙齒矯正器的三大種類

二十年間，隨著愈來愈多國人接受牙齒矯正，市面上矯正器也愈來愈多樣化，甚至已發展到就算面對面講話，有時也未必會發現對方正在進行牙齒矯正。目前常見的矯正器有以下三種：

一、傳統金屬矯正器

牙齒矯正的原理，是在牙齒表面黏上矯正器來施力促使牙齒移動，以達到牙齒重

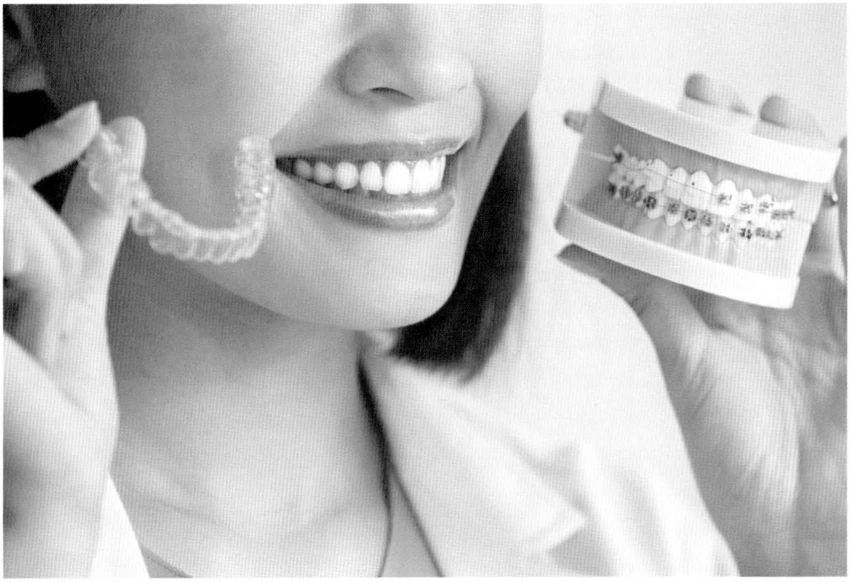

隨著生活水準提高，牙齒矯正需求也增加，
矯正器的種類也愈來愈多樣化。

新排列的目的，像是傳統的金屬矯正器就是以鋼線施力，依每個人狀況不同，戴矯正器時間長久也不一。像小S就是以傳統金屬矯正器進行矯正，其最大缺點就是影響外觀。

鄭信忠指出，傳統牙齒矯正技術已有百年以上的歷史，需要由牙齒矯正醫師進行，傳統矯正器依矯正器所放的位置，又可分為頰側矯正器與舌側矯正器。

頰側矯正器是將矯正器黏在牙齒的外面，張口時可以清楚看到一顆顆矯正器，效果最好，擁有最完整的矯正系統，是目前矯正方式的主流，約九〇%以上採用頰側矯正。雖然也有透明的矯正器，但缺點是仍然可以清楚看到矯正器在牙齒上，影響美觀。

舌側矯正器則是將矯正器黏在牙齒的內側，即舌側面，優點是外觀看不出來有放矯正器。不過矯正器放在牙齒內側的技術難度較高且費時，再加上舌頭活動空間有限，甚至可能會干擾到說話，目前使用此種矯正器的數量約小於一%。

二、自鎖式矯正器

傳統矯正治療是以細鋼絲，將矯正線綁在牙齒表面黏著的矯正器上，自鎖式矯正器則不以鋼絲綁，採取矯正器本身直接扣上矯正線的方式，牙醫師的操作時間與矯正時間都比較短，而且矯正者不太會感到疼痛，舒適度較高。

尤其是自鎖式矯正器也有透明材質，不影響美觀。

三、隱形牙套

近幾年來流行的隱形牙套，顧名思義就是戴上後如同隱形，外觀上幾乎看不出來，這也是隱形牙套最大的優點——美觀。

但是，並非所有人都適合戴隱形牙套。

鄭信忠解釋，如以病人需要先拔牙再做矯正的情況，隱形牙套的矯正時間較長，是傳統矯正器的兩倍以上，如果醫師評估病人使用傳統矯正器需要一年，使用隱形牙套則約需要兩年，價格亦相對高很多。

鄭信忠進一步指出，簡單的牙齒矯正為了美觀，可使用隱形牙套，不過，如矯正複雜度較高者，建議用傳統矯正方式進行，若顧及傳統金屬矯工器影響外觀，也可採用透明傳統矯正器，其實有些採用隱形牙套治療的病例，後半段可能會搭配傳統矯正器來治療，以達完美的咬合結果。

60 哪些因素會影響「微笑曲線」？

在古代，「笑不露齒」是對女子展現美德的要求之一。時至今日，早已百無禁忌，多數人認為露齒而笑才是開朗的表現，許多牙醫診所也是以模特兒露齒而笑當作招牌。

A

不管是各國的明星藝人或網美，在社群媒體上，也都喜好張貼露出潔白無瑕的牙齒、有一定弧度曲線的笑容為風潮。

「可以幫我打造最完美的『微笑曲線』嗎？」國際齒顎矯正研究專家鄭信忠在為病人進行牙齒矯正手術時，很常被問到這句話。

齒列整齊與否可以靠矯正，牙齒顏色可以靠美白。那麼是否有所謂的微笑曲線？微笑要露出多少顆牙齒才比較受歡迎？

國外文獻指出，有八四．四％的西方人喜歡呈半月型的平行微笑曲線（parallel smile arc），不過由於東西方臉型輪廓與五官不同，對於最受歡迎的「微笑曲線」標準應該有所不同。

長年專精研究齒顎矯正與微笑曲線的鄭信忠解釋，微笑是主觀的感覺，沒有標準答案，深受種族、地域、個人等，多因素影響。所謂的標準是在正常顏臉結構及功能下，一個多數認同喜好度的最大公約數。

國人比較喜愛開朗型笑容

有鑑於此，為探討國人對微笑曲線的喜好度，鄭信忠進行大規模調查，總計有七百七十三位受試者，並於二〇一八年發布調查結果。

結果發現，在正面微笑曲線上，國內也是以平行微笑曲線最受歡迎，也就是上排牙齒下緣與下唇弧線上緣一致，獲得五二．四%的民眾喜愛，但仍有三四．二%的民眾喜歡較平的微笑曲線；而微笑時露出上排八到九顆牙齒最剛好，分別有三三．四%的民眾表達喜歡看到第二小臼齒，另有二一．三%的民眾喜歡看到第一大臼齒，也就是露出第一到第二小臼齒之間。

另外，鄭信忠從數據中也發現：「臺灣人比較喜歡看到哈哈大笑、露出牙齦，屬於開朗型的笑容（wild smile），這個數據和西方有所不同。」

過去對於微笑的研究文獻多是針對「正面」進行調查，他認為，「當看一個人時，

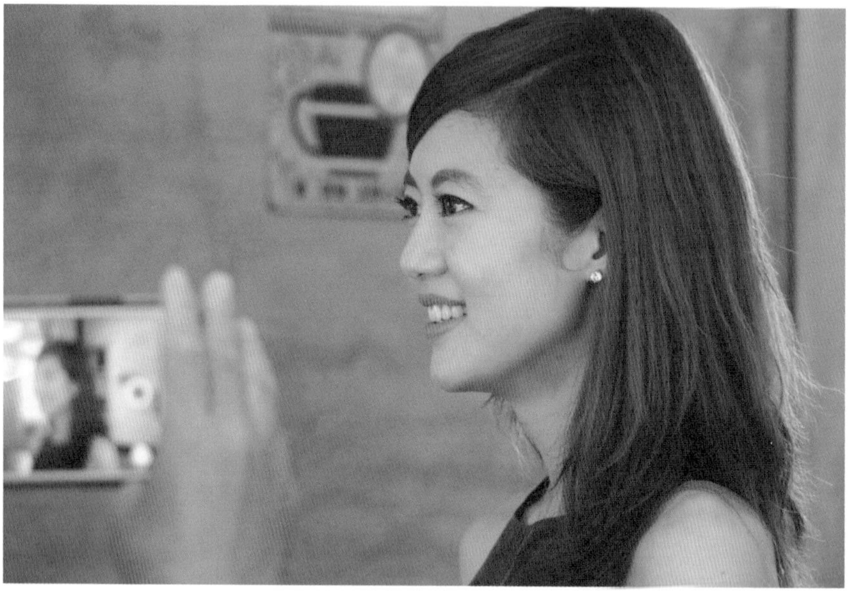

打造一口令人愉悅的笑容，
形成一股流行風潮。

很少直接正面看，有很多時候都是看著彼此的側臉或斜側臉，」因此，鄭信忠的微笑研究加入大家對於側面及斜側面（即四分之三側臉）微笑的看法，這是全球首度針對側面進行的微笑研究。

結果發現，在微笑曲線上，在四分之三側臉的角度與正面結果相符，以四一．九%的平行並列（parallel）最受歡迎，但如果是二分之一側臉的笑容，最受歡迎的笑容，反而是上排牙齒下緣與下唇更平行的笑容，顯示民眾在看正面與側面的微笑，有不同的審美觀。

露齒微笑受喜愛

一般人在微笑時不太會露出下排的牙齒，但外國研究指出，微笑時露出一七．七%的下排牙齒最好看。

有別於國外研究，鄭信忠調查國人的喜好發現，約有六〇%以上的民眾認為，正面微笑時，下排牙齒露出一半的笑容最好看，但如果是四分之三及二分之一側面的角度則要保守一點，露出四分之一的下排牙齒最漂亮。

鄭信忠進一步分析職業及性別對笑容的偏好差異，男女在笑容偏好上大致相同，不過在二分之一側面的微笑曲線，女性最喜歡平行並列的半月型微笑，但男性喜歡笑得更開，也就是上排牙齒下緣與下唇更平行的笑容。

無論是國內外，大部分民眾都喜歡上顎中線和臉的中線完全精準對齊的笑容，不過即使差一公分，仍有二二．六％的臺灣人喜歡，而且牙醫師與一般人喜好的落差可高達二公分。

以往觀念是笑不露牙齦，在面相上，笑露出牙齦也給予負面評價，鄭信忠倒認為，「露一些牙齦的笑看起來比較年輕；反之則顯得老氣。」

微笑曲線沒有標準答案

不過，鄭信忠強調，「微笑曲線」是指在正常結構與功能下，展現出來認知的最大公約數，不代表所有人都喜歡，也沒有標準答案。

以往都是採取2D方式調查微笑研究，目前鄭信忠團隊進一步以3D影像進行微笑研究，並納入嘴唇厚度等因素。

古人常用「貝齒」來形容美女的牙齒，他指出，一般而言，方形臉者牙齒形狀比較方，圓臉型者牙齒形狀比較圓。

至於哪一種形狀的牙齒，笑起來比較好看？

「沒有定論，和諧就好，」鄭信忠給了這個中肯的答案。

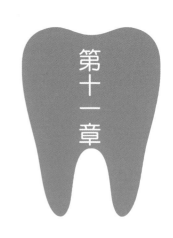

第十一章

可以美白又不傷牙齒嗎？

61 Q 用檸檬汁或小蘇打粉刷牙可以美白牙齒？

A

很多人都希望擁有一副潔白無瑕皓齒，網路上一蒐尋就會出現許多偏方，例如有一說使用檸檬汁或小蘇打粉刷牙可以美白牙齒。

萬芳醫院牙科部家庭牙科暨牙體復形科主治醫師林光勳指出，首先要釐清的是「美白」的定義，一是直接去除牙齒表面（外在）的汙垢；二是要將牙齒原本顏色（內在）變得更亮、更白，這是兩種不同的做法。

但使用檸檬汁或小蘇打都不可能達到牙齒美白的目的，還會造成傷害。

檸檬酸美白小心得不償失

檸檬汁是一種酸性物質，在骨頭上確實有脫鈣的效果，就像皮膚脫皮後，原本表皮上的顏色就會褪掉，但如以酸性物質美白牙齒，不僅會將表層汙垢去除，也會將牙齒結構，像是琺瑯質或牙本質去除掉，造成牙齒表面坑洞，不僅之後容易附著其他顏色，也會影響牙齒本身的健康。

因此以檸檬酸美白牙齒並非長久之計，可能得不償失，另外也可能造成美白不成反變黃。

林光勳解釋，由於琺瑯質是半透明狀，牙本質則偏黃色，有些人天生牙齒看起來較白或偏黃，取決於琺瑯質的厚度，如果琺瑯質較厚，牙齒外觀則較白；琺瑯質較薄者，外觀則偏黃。

如果使用檸檬汁美白牙齒，導致琺瑯質變薄，外觀就會顯現出牙本質的顏色，美白不成反而變黃。

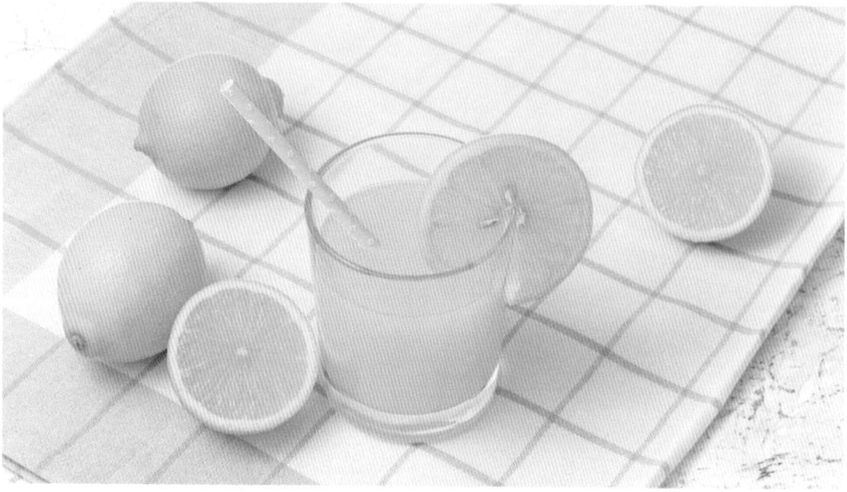

使用檸檬汁美白牙齒並不可行，
小心美白不成反變黃。

至於常見用來做為清潔洗滌之用的小蘇打粉，如果用來刷洗牙齒，表面上似乎可以讓牙齒美白，但因研磨顆粒較大，不僅對牙齒表面造成損害，日後反而更易遭深色食物染色。

因此自行利用偏方進行牙齒美白，風險極高，潛藏許多副作用，可能得不償失。牙齒美容是一種醫療行為，想要擁有一口潔白如霜的「皓齒」，應該尋求專業牙醫師進行評估為上策。

62

去診所洗牙，洗不掉茶漬和菸垢嗎？

A

飲食後如果沒有清潔牙齒，讓牙菌斑附著在牙齒表面，久而久之，會形成牙結石。一旦牙結石沒有徹底被清除乾淨，就會造成牙周病或蛀牙等口腔問題。

為讓民眾保持牙齒健康，健保補助十二歲以上的國民每半年洗牙一次，洗牙主要是清除因為牙菌斑造成的牙結石。多數人都有洗牙的經驗，除了去除牙結石外，有些人也會期待牙齒上的茶漬或菸垢也可以一併清除，讓牙齒變白，實則不然。

牙齒變色的原因

一般來說，讓牙齒變色的原因可區分為內外因素。

一、外部因素

大家比較耳熟能詳的原因，包括長期抽菸、嚼檳榔，或是長期飲用含色素的飲料，像是咖啡、茶等所造成的色素染色。茶因為含有茶酸或色素，菸含有焦油，沒有做好口腔清潔，經年累月，就會導致牙齒表面色素沉澱，顏色較黃。

二、內部因素

內因性的因素則如服用過量四環黴素、氟化物、牙齒老化及牙髓組織壞死後產生的色素沉澱，也會導致牙齒變色。

無論是外部或內部因素，都沒法透過洗牙來讓牙齒美白。

洗牙不是為了美白

「洗牙的目的是為了清除牙結石，並非美白，」林光勳指出，不過林光勳以自己為例，他在臨床幫民眾洗牙後，如果還有充裕的時間，確實會在清除牙結石後，再以顆粒細的浮石粉，以慢速機加上小毛刷清除病人牙齒上的汙垢，這樣牙齒看起來確實會比較乾淨一點，但這並非洗牙的主要目的，也不是每位牙醫師都會如此。

因此如果民眾單純想要讓牙齒變白的話，單靠洗牙並無法做到，建議還是諮詢牙醫師評估自己適合哪一種牙齒美白方式，以達成牙齒美白的效果。

63

每個人都可做牙齒美白嗎？有哪些條件限制？

A

根據調查，愈是高度開發國家的民眾，對於牙齒美白的需求（demand）略高過於需要（need），也就是愈來愈多民眾願意為了外在美觀，採用一些方式來改變口腔顏面，包括牙齒。

為讓國人有正確的美白牙齒觀念，衛生福利部近年來發表《牙齒美白健康照護手冊民眾版》，提供國人正確的美白衛教，由此可見，民眾對於牙齒美白日益重視。

想做牙齒美白，醫師會先針對下面三點進行評估：

一、牙齒本身的結構

牙齒美白的其中一個原理是利用「漂白劑」，也就是不同濃度的過氧化氫藥劑，在牙齒表面（琺瑯質）進行作用，改變其顏色，達到美白的效果。

因此林光勳指出，牙齒美白的條件要視牙齒結構而定，像是牙齒有先天鈣化不全，或是後天造成的脫鈣，導致牙齒表面上坑坑洞洞，這時使用美白藥劑，恐怕效果不佳。

二、牙齒本身是否健康

如果有蛀牙或牙周病等功能性問題，要先將這些問題治療好，再來求美觀。

三、身體是否有系統性疾病

若患有系統性疾病，要先治療好之後才能進行牙齒美白，如牙齒發育過程中，長期服用四環黴素會造成牙齒變黃，這類牙齒進行牙齒美白效果有限。

除了上述條件外，「牙齒美白幾乎是人人都可以做，沒有太多年齡限制，」不過林光勳補充，年齡愈大者，因為導致牙齒變色的時間累積太久，進行美白效果較差。

至於牙齒美白的副作用，最常見的是牙齒會感到敏感酸痛，絕大多數是暫時性的副作用，一般在二十四至七十二小時內會消失。

最後林光勳強調，牙齒美白是將牙齒的顏色變淡，或提高牙齒亮度，看起來會比較潔淨白皙，但並非改變牙齒原有的色系，有些人天生琺瑯質比較薄，牙齒顏色本來就會比較黃，即使經過藥劑美白，也無法真的變成「白色」。

64

美白牙齒的方法眾多，冷光美白、噴砂美白、美白牙貼、美白凝膠等，各有何優劣？

A

牙齒美白可分為兩種，一是直接去除牙齒表面（外在）的汙垢；二是要將牙齒原本顏色（內在）變得更亮、更白，這是兩種不同的做法。針對兩種做法，也有許多不同的方式。

常見的牙齒美白方式

目前較為常見的牙齒美白方式有下面幾種：

一、冷光美白

林光勳表示，冷光美白是以濃度較高的氧化劑做成凝膠，塗抹在牙齒上，但牙齦要做好防護措施（橡皮障或矽膠牙齦護罩），再以藍光照射。光照的目的是加速藥劑的化學反應，療程約兩個小時，在短時間內達到美白效果，但費用相對較高。

二、噴砂美白

噴砂美白的噴砂是利用浮石粉或小蘇打粉，利用含水分的高壓空氣去噴洗牙齒表面，因為是高壓空氣，必須避免傷害到牙齦。

噴砂美白是物理性方式，直接將牙齒表面汙垢或色素噴除，會回到牙齒原來的顏色，但無法讓牙齒「變白」。

之後如果喝茶、咖啡或吃有色素的食物後，沒有做好牙齒清潔工作，牙齒還是會再變黃，效果不持久。

三、美白牙貼

如果是原本牙齒顏色比較黃，想要讓牙齒美白，就要使用「美白牙貼」。這是一種可以套在牙齒上的貼片，一般使用陶瓷貼片，可能要將原有牙齒形狀進行適度修磨，以吻合（陶瓷）貼片。牙貼可直接黏在牙齒上，優點是美白效果最好，以及可以永久性使用，但需修磨牙齒且費用相對較高。

四、牙托加美白凝膠

還有一種是居家美白方式，就是利用牙托，塗上美白凝膠，自行戴在牙齒上。

首先，由牙醫師依照病人的牙齒形狀做一個透明的模型，以貼合患者牙齒。做好透明的模型（牙托）後，由病人在牙托內塗抹凝膠（藥劑），凝膠成分為「碳酸胺過氧化物（carbamide peroxide）」，是一種低濃度的過氧化氫。

凝膠塗在牙托內會形成一層薄膜，在晚上睡覺時戴上牙托，讓藥劑慢慢產生化學反應達到美白效果，每天約維持六至八小時，大概戴二至三週。

一般而言，只要塗抹在小臼齒以前的牙齒上即可，但由於凝膠是由病人在睡前自行塗抹在上牙托，有時候難免塗抹不勻，加上牙托容易掉落，恐影響美白的效果。

臺北醫學大學開發牙托新技術

有鑑於以往的牙托容易脫落，臺北醫學大學口腔醫學院、工業技術研究院等單位在二〇一八年共同開發「創新醫療牙托技術」，原理是在熱塑性牙托上設計圖案化結構，以產生儲存藥劑，或提供藥劑可流動的空間，使牙托與齒面間保有微小的孔隙，進而提升藥劑對牙齒的均勻塗布。

創新醫療牙托技術的目的，在於改善保麗龍牙托的缺點，開發醫療用客製化的牙托，藉由材料的設計選擇，牙托可根據個人齒列進行塑形，戴上後可貼附在牙齒上，不必一直用力咬合。

林光勳特別提醒，美白凝膠不會改變牙齒表面結構，但會改變牙齒無機質結構，

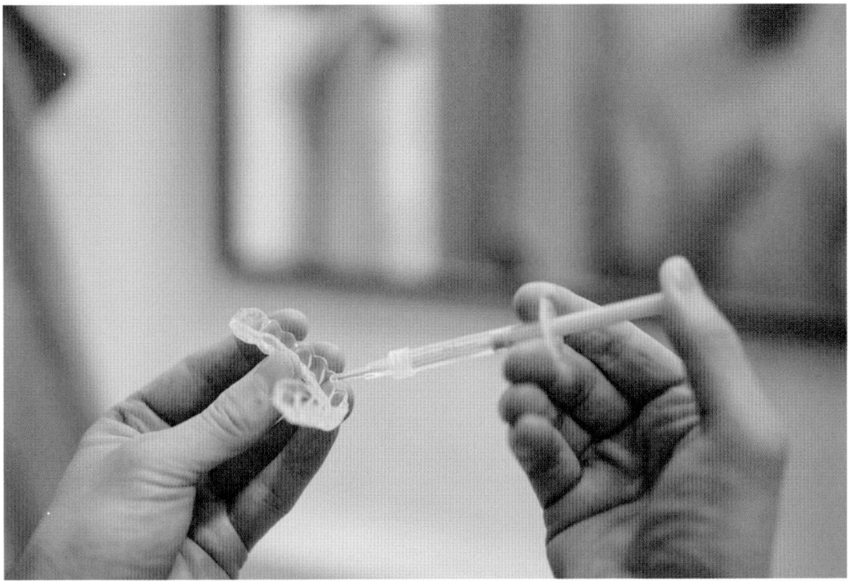

不少人選擇居家美白牙齒，
在牙托塗上美白凝膠，睡覺時戴在牙齒上。

有色素的東西會更容易附著上去，因此完成美白牙托的療程後，兩個月內不能喝咖啡、茶或吃有色素的食物。

不管是採取何種美白方式，牙齒漂白後，都要禁止含色素的飲食，例如喝茶、咖啡、可樂，或吃咖哩等。牙齒在短期內可能會有酸軟的感覺，這段期間盡量避免吃太冷或太熱的食物。

國家圖書館出版品預行編目(CIP)資料

全齡顧齒攻略：北醫大13位醫師聯手解答/林惠君, 陳培思, 黃筱珮作. -- 第一版. -- 臺北市：遠見天下文化出版股份有限公司, 2023.02
272面；17×23公分. -- (醫學人文；BMP021)

ISBN 978-626-355-070-4(平裝)

1.CST: 牙齒 2.CST: 牙科 3.CST: 保健常識

416.9 111022023

醫學人文 BMP021

全齡顧齒攻略

北醫大 13 位醫師聯手解答

作者 — 林惠君、陳培思、黃筱珮

客座總編輯 — 林建煌
專案執行策劃 — 湯雅雯

企劃出版部總編輯 — 李桂芬
主編 — 詹于瑤
責任編輯 — 林宜芬（特約）、尹品心、郭盈秀
封面設計 — 洪雪娥
版型設計 — 李健邦
插畫 — 莊雅涵
圖片提供 — Shutterstock（P.31、41、54、59、70、84、90、108、127、140、186、218、249、260、269）、臺北醫學大學（P.254）

出版者 — 遠見天下文化出版股份有限公司
創辦人 — 高希均、王力行
遠見・天下文化 事業群董事長 — 高希均
事業群發行人／CEO — 王力行
天下文化社長 — 林天來
天下文化總經理 — 林芳燕
國際事務開發部兼版權中心總監 — 潘欣
法律顧問 — 理律法律事務所陳長文律師
著作權顧問 — 魏啟翔律師
地址 — 台北市 104 松江路 93 巷 1 號
讀者服務專線 —（02）2662-0012 ｜傳真 —（02）2662-0007；2662-0009
電子郵件信箱 — cwpc@cwgv.com.tw
直接郵撥帳號 — 1326703-6 號　遠見天下文化出版股份有限公司

電腦排版 — 立全電腦印前排版有限公司
製版廠 — 東豪印刷事業有限公司
印刷廠 — 立龍藝術印刷股份有限公司
裝訂廠 — 聿成裝訂股份有限公司
登記證 — 局版台業字第 2517 號
總經銷 — 大和書報圖書股份有限公司｜電話 — (02)8990-2588
出版日期 — 2023 年 2 月 24 日　第一版第 1 次印行

定 價 — NT 500 元
ISBN — 978-626-355-070-4
EISBN — 9786263550728（EPUB）；9786263550698（PDF）
書 號 — BMP021
天下文化官網 — bookzone.cwgv.com.tw

本書如有缺頁、破損、裝訂錯誤，請寄回本公司調換。
本書僅代表作者言論，不代表本社立場。

天下文化

BELIEVE IN READING